名中医临床查房实录系列图书

蔡淦

中医内科教学查房实录

蔡淦　丛军　张正利　主编

科学出版社

北京

内 容 简 介

　　本书以教学查房实录问答的形式,体现了蔡淦教授的中医内科诊疗思维。蔡淦教授自 2003 年起,即开始了名老中医示范教学查房活动,定期选取典型病案,组织病例讨论,理清辨证思路,拟定治法方药,为后学规范中医内科诊疗。本书中记述的病案及问难、释难内容均来自蔡淦教授十余年来教学查房的真实案例。

　　本书适合中医内科临床医生、中医学子阅读,也可供中医爱好者参考使用。

图书在版编目(CIP)数据

蔡淦中医内科教学查房实录 / 蔡淦,丛军,张正利主编. —北京:科学出版社,2018.11
(名中医临床查房实录系列图书)
ISBN 978 - 7 - 03 - 059444 - 0

Ⅰ.①蔡… Ⅱ.①蔡… ②丛… ③张… Ⅲ.①中医内科-疾病-诊疗 Ⅳ.①R25

中国版本图书馆 CIP 数据核字(2018)第 253976 号

责任编辑:潘志坚 / 责任校对:谭宏宇
责任印制:黄晓鸣 / 封面设计:殷　靓

科 学 出 版 社 出版
北京东黄城根北街 16 号
邮政编码:100717
http://www.sciencep.com

南京展望文化发展有限公司排版
广东虎彩云印刷有限公司印刷
科学出版社发行　各地新华书店经销

*

2018 年 11 月第　一　版　开本:B5(720×1000)
2023 年 8 月第四次印刷　印张:11 1/2
字数:194 000

定价:60.00 元
(如有印装质量问题,我社负责调换)

前 言

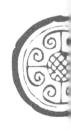

蔡淦教授是首届全国名中医、全国著名的中医内科临床家和教育家，他从医执教五十六年，创立了"三阶段案例教学法"及"师生互动讨论式教学查房"，在中医教育和人才培养方面做出了突出的贡献。

蔡淦名中医学术传承工作室成立于 2002 年，2003 年 6 月首批列入上海中医药大学名老中医工作室建设项目；2004 年 9 月又首批列入上海市卫生局名老中医工作室建设项目；2007 年一期建设验收完成；2008 年 8 月，上海中医药大学附属曙光医院（简称曙光医院）以"学术继承"和"人才培养"为目标，成立了蔡氏书屋，希望借此平台培养更多新一代的中医名师和善于继承研究、理论创新的临床教学团队，在培养模式上与既往个别带教学生的师承教育形式相比，突出了团队带教的新型模式，以"书屋"为载体，开展具有中医特色和内涵的教材建设研究，中医教学人才培养机制研究，中医教学方法的改革创新研究等，以冀能使中医事业在教育传承方面取得新的突破。2010 年蔡淦全国名中医工作室完成二期建设验收，2015 年已通过国家中医药管理局三期建设验收。2017 年 6 月，蔡淦教授荣获首届全国名中医的称号后，工作室建设又上了一层新的台阶。工作室建设的目的是继承发扬名老中医学术思想，整理总结老中医临床经验，提高科室中医内涵；培养中青年医师骨干，传承中医文化；拓展中医治疗项目，提高中医治疗水平，弘扬中医特色。

蔡淦教授作为丁氏内科传承人，借助全国名老中医工作室、上海中医药大学名师研究室、曙光医院蔡氏书屋这三大平台，培养了大批中医内科人才。在蔡淦教授的主持下，自 2003 年起工作室即开始组织名老中医示范教学查房活动，参加人员包括名医工作室骨干、名师研究室成员、全国中医优秀人才培养项目学员、继承班学员以及研究生、实习学生等。蔡淦教授提出，教学查房要注重临床思维方法的培训，高水平的临床医师除了具有丰富的专业理论知识和技能外，还应该有良好的逻辑思维方法。导师要引导学生，尤其是研究生，锻炼他们敏锐的洞察能力，勤于思考、善于思考，通过各种症状、体征的现象去认识问题、分析问题，学会抓住有价值的信息，不断深化中医临床思维，从而得出正确的诊断、辨证和治疗方法，善于从纷繁的临床现象中发现问题、提出问题，并以科学的态度去解决问题，在教学查房中要求每位参加人都要发言，通过临床病例，采用启发式、讨论式、互动式的教学方法，把培养中医思维方法和提高中医思维能力，作为一项重要的教学任务。本书即选取了蔡淦教授十余年来教学查房的典型案例，通过问难、释难的形式，体现了蔡淦教授的中医内科诊疗思维。

　　本书在编写过程中受到了名老中医示范教学查房活动多位参加人员的支持，在此表示感谢。本书难免有疏漏与不妥之处，敬请读者们不吝批评指正，提出宝贵意见，以促进本书不断修正和完善！

主编

2018 年 8 月

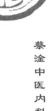

目 录

便 血

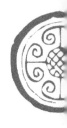

病案一

某男,71 岁。

【主诉】反复便血 8 年余,近 1 周来便血又作。

【现病史】患者于 2000 年开始出现大便挟鲜血,查肠镜示:溃疡性结肠炎,于外院行手术切除部分结肠。术后即出现大量鲜血便,予激素、止血药物治疗后血止。其后反复出现鲜血便,常住曙光医院予康复新、锡类散等灌肠治疗。1 周前便血又作,鲜血裹挟大便,恶热汗出。纳可,寐安,苔薄黄,舌胖,脉沉细。

【诊断】便血,近血(肠风)。

【辨证】肠道湿热证。

问难:《景岳全书》曰:"血在便前者,其来近⋯⋯血在便后者,其来远。"患者属鲜血裹挟大便而下,如何辨别远近?

释难:单纯以血在便前、便后,分血来之远近并不可靠,多数情况下,血和大便混杂而下,难分其前后。故以便血的颜色作为诊断其部位远近的参考。一般便血鲜红者,其来较近;便血紫黯者,其来较远。近血又以血色之清浊而分肠风、脏毒,《济生方·下痢》曰:"大便下血,血清而色鲜者,肠风也;浊而色黯者,脏毒也。"

问难:患者长期便血反复发作,自汗,舌胖,脉沉细,当属久病气虚,不能摄血,先生因何辨为肠道湿热病证?

释难：虽患病已久，有舌胖、脉细等虚象，但尚无体倦乏力、面色不华、气短便溏等气虚表现；且患者热象明显：便血鲜红、恶热、舌苔薄黄，可知湿热内蕴，蒸迫津液外泄以致汗出，热伤肠络，络损血溢而见便血鲜红；此为脉症不符，当舍脉从症而辨。

【治法】清肠凉血止血。

【处方】地榆散合槐角丸加减。

问难：患者便血日久，损及阴血，所谓"有形之血不能速生，无形之气所当急固"，是否应予益气以生血？

释难：虽久病伤正，但正虚程度较轻，故当以祛邪为先，张从正谓："邪留则正伤，邪去则正安"（《儒门事亲》）；宜祛除湿热之邪后，再予益气生血缓图之。

问难：可否以小蓟饮子凉血止血？

释难：小蓟饮子主治血淋、尿血之实热证，其方以导赤散为基础加味，虽有凉血止血之效，但着眼于清热通淋，与本病之便血不同，故不适用。

【用药】
槐花 10 g	地榆 12 g	黄芩 10 g	丹皮 10 g
当归 10 g	生地黄 15 g	熟地黄 15 g	黄柏 12 g
白术 10 g	陈皮 6 g	砂仁 3 g 后下	

问难：当归偏温又能活血，此处应用是否助热，并且不利于止血？

释难：当归擅能补血和血，《金匮要略》以赤小豆当归散治疗近血，《金匮要略心典》注释："当归引血归经，且举血中陷下之气也"。况患者便血日久，阴血亏虚，故以当归配合熟地滋阴补血，当归之活血功能可使补而不滞，李东垣治肠澼下血之凉血地黄汤（《脾胃论》）、槐花散（《兰室秘藏》）中皆有当归。此外，当归性温，于诸多清热、凉血、滋阴药中，亦有反佐之意，制约诸药之寒。

问难：观全方以清热凉血为重，化湿力轻，健脾化湿是否应该考虑？

释难：患者辨证虽属肠道湿热，但症状以热重于湿，故方中清热之力大于化湿；脾虚表现亦轻，故仅用白术健脾益气，以杜内湿之源足矣。

问难：本例处方中为何用陈皮、砂仁？

释难：陈皮、砂仁皆辛温，行气宽中化湿，以防熟地黄滋腻碍胃。

【疗效】患者服药后便血减少，余症也减。守方，酌加健脾清化药物调治，配合清热解毒、化瘀止血药物煎汤灌肠，患者出院后继续在门诊治疗半年，便血消失，精神转振。随访至今未再复发。

病案二

某男,54 岁。

【主诉】黑便 9 日。

【现病史】患者 9 日前无明显诱因解柏油样便,大便每日 1 次,基本成形。查血常规示:血红蛋白 73 g/L,大便隐血++++,住院予酚磺乙胺、奥美拉唑等药物治疗。刻下:头晕,乏力,口干,大便两日未行,夜寐欠安。面色苍白无华,舌质黯淡,有瘀斑,苔薄腻,脉细弦。

【既往史】30 年前曾因十二指肠壶腹部溃疡出现呕血,行胃次全切除术。

【诊断】便血,远血。

【辨证】脾气亏虚,气不摄血,兼瘀血留蓄。

问难:先生如何明辨病机?

释难:患者有十二指肠壶腹部溃疡病史,已行胃次全切除手术 30 年,因久患胃疾,加之长期营养吸收不良,导致脾胃虚弱。面色苍白无华,即脾气亏虚之象,由于"气为血之帅","脾主统血",《金匮要略注》(沈目南)云:"五脏六腑之血,全赖脾气统摄",故出血原因乃气不摄血,脾不统血,致血液不循常道而溢于脉外,随大便而下;因气虚无力行血,滞留为瘀,或出血后离经之血尚未排出体外,致瘀血内留,舌质黯淡,有瘀斑,脉细弦,皆为瘀血表现。而瘀血不去,新血不生,气血虚弱,无以荣养清窍,则头晕;四肢肌肉不充,而见乏力;血不养心,故夜寐欠安。

【治法】健脾益气,活血止血。

【处方】归脾汤加味。

问难:便血之远血常用黄土汤治疗,先生为何予以归脾汤?

释难:黄土汤乃《金匮要略》中治疗远血之名方,其使用指征为出血伴有畏寒怕冷、腹痛喜按症状,辨证属中气虚寒,脾阳不运。该方主要作用为温脾止血,故方中有灶心土、附子等药温中止血;现患者病情稳定,大便两日未行,说明已无活动性出血,主要表现为脾气虚弱,气血两虚,而无畏寒怕冷症状,不适宜用黄土汤,当以归脾汤健脾益气养血为主。

问难:活血是否有再次出血之虞?请先生指点。

释难:患者体内既存有瘀血,单纯止血治疗,则有加重瘀血之弊;而且

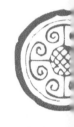

便

血

瘀血存内,反而有出血不止之虞。因此活血、止血应同时并进,缺一不可。但所用药物当相互制衡,不得过用活血药,以免引发再次出血。

问难:患者口干,大便两日未行,说明出血之后阴液损伤,可否予养阴药治疗?

释难:由于阴血同源,出血必定导致一定程度的阴液损伤,然患者尚有苔腻表现,养阴治疗恐滋腻生湿;此外,益气养血亦有助于阴液的恢复,故暂时不考虑予养阴药。

【用药】黄芪15 g　　党参15 g　　当归10 g　　白术10 g
　　　　茯苓15 g　　远志3 g　　龙眼肉10 g　　木香6 g
　　　　地榆12 g　　仙鹤草15 g　　大枣5枚

问难:愿闻先生处方深意。

释难:归脾汤出自宋·严用和《济生方》,原用治思虑过度,劳伤心脾之证;元·危亦林在《世医得效方》中有所发挥,增补了治疗脾不统血而妄行之吐血、下血;明·薛立斋《校注妇人良方》又增加当归、远志两味,而一直沿用至今。本方取其中党参、白术、黄芪、甘草、大枣甘温补脾益气;当归辛温,活血养肝而生心血;龙眼肉、茯苓、养心安神;远志交通心肾而定志宁心,因远志气味重、刺激胃,可导致恶心、呕吐,故用量宜小;木香理气,以防益气补血药滋腻壅滞,有碍脾胃运化功能。原方尚有酸枣仁,因其味酸、刺激胃酸分泌,患者有溃疡病及胃次全切除手术史,不宜使用。另加地榆、仙鹤草凉血止血。

问难:活血止血当选用三七、蒲黄之类,先生为何不用?

释难:治血之道,活血可以止血,凉血亦可以止血。血证治则当遵循唐容川《血证论》所倡,除止血、消瘀、补血之外,尚重宁血。张景岳谓:"血动之由,惟火惟气耳",故凉血止血乃宁血之要。归脾汤中已有当归养血、活血,无需再用活血药物,而予地榆、仙鹤草之类凉血止血药物,以达宁血止血之目的。

【疗效】患者住院期间查胃镜示:残胃炎,吻合口溃疡。继续抑酸治疗10日,配合上方健脾益气止血,病情好转出院。患者继续于门诊服用健脾益气养血中药治疗两月余,复查胃镜示吻合口溃疡已结疤愈合。

病案三

某男,62岁。

【主诉】黑便反复发作2年,近3日又作。

【现病史】患者30年前曾有急性胃出血史,并行"胃大部切除术"。2006年3月开始反复出现黑便,伴有上腹隐痛,泛酸,头晕乏力,多次住院治疗,给予抑酸、护胃、止血及输血等,病情好转出院。2008年2月6日,患者劳累后再次出现黑便,伴有中脘灼热隐痛,恶心欲呕,头晕乏力等症状,遂来曙光医院就诊,查大便隐血+++;血常规示:红细胞计数 3.11×10^{12}/L,血红蛋白70 g/L,收治入院。2月11日查胃镜示:残胃毕Ⅱ氏,残胃炎伴活动性出血。经抑酸、护胃、止血等治疗,大便转黄。

刻下:大便色黄偏干,量少不畅,每日1次。倦怠乏力,心悸气短,口干,喜饮温水,怕热,夜寐梦多,情绪急躁易怒。苔薄,前半剥脱,有裂纹,舌红且胖,脉弦。

【诊断】便血,远血。

【辨证】心脾两虚,气阴不足,肠失濡润。

问难:患者目前便血已止,症状表现为阴阳气血亏虚,可否诊断为虚劳?

释难:虚劳的病因或为因虚致病,因病成劳,或为因病致虚,久虚不复成劳。病理性质主要是气、血、阴、阳的亏耗;其病损部位主要在于五脏,由于五脏相关,气血同源,阴阳互根,往往先由一脏虚损,渐至累及他脏,从而五脏俱虚,气血阴阳皆不足。本例气血亏虚为主,累及阴液不足,尚无阳虚表现,病位在心脾,先由脾气亏虚,气血生化不足,兼有脾失统血,多次便血,气血亏虚,渐至血不养心,心脾两虚证,而肺、肝、肾三脏尚未明显累及,因此还未达到虚劳的程度。

问难:患者出血时有阴虚的表现,平素情绪急躁易怒,是否属于肝阴亏虚,肝火旺盛,木旺克土,引起出血?

释难:由于火性炎上,肝火犯胃引起的出血常表现为呕血,血从上而出,而且来势凶猛。本例患者虽然情绪急躁,脉弦,却无明显肝火的表现,因而不是造成出血的主要原因。应属于脾气亏虚,脾不统血,血溢脉外,出现便血。

问难:患者大便偏干,量少不畅,口干喜饮,舌红苔薄,有裂纹,是否应辨为胃强脾弱,肠燥津枯之脾约证?

释难:脾约证的关键病机在于"脾不能为胃行其津液",脾气亏虚可知,

但体内未必阴液亏虚，而是由于津液不从后走而从前出，小便频数，以至于肠失濡润而大便干硬。本例便秘患者有明显阴血亏虚的发病基础，症见口干喜饮，舌红有裂纹等阴虚征象，可见不属于脾约所致。

问难：气阴不足的脏腑定位在何处，有无脾肾阴虚或心肾不交？

释难：患者目前无腰膝酸软，耳鸣，夜尿频多，颧红潮热、盗汗等肾阴亏虚的表现，因此气阴不足的脏腑定位仅在心脾，其夜寐梦多、心悸也非心肾不交之故，而是阴血亏虚，心神失养所致。

问难：患者便干、口干、怕热、情绪急躁、舌红等征象提示阴虚火旺，却喜饮温水，当如何理解？

释难：患者上述征象确实为化热表现，但仅为轻度热象，尚未至火旺的地步。喜饮温水乃脾胃虚弱的表现，故用药时当避免苦寒之品。

【治法】养心健脾，益气补血，佐以润肠。

【处方】归脾汤加减。

问难：补中益气汤、参苓白术散、黄芪汤、八珍汤之类方剂是否适用？

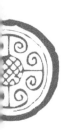

释难：补中益气汤有升提的作用，不利于患者腑气的通降；参苓白术散健脾渗湿止泻，亦不适合便秘的患者；黄芪汤重在益气润下，常用于气虚便秘，患者便秘主要原因在于失血之后阴血亏虚，肠失濡润而致大便干结，故治疗当以滋阴润肠为主，该方与本例病机不符；八珍汤常用于气血两虚之证，为气血双补的方剂，组成上兼有四君子汤和四物汤，患者气血虚弱，也可使用该方，但从病机分析不如归脾汤更为妥当，且方中某些药物不适用，如白芍养肝阴为主，川芎行气活血，过于走窜，有动血之虞。

问难：患者肠失濡润，兼有轻度热象，可否在归脾汤基础上加用麻子仁丸清热润肠？

释难：麻子仁丸的功用乃润肠泄热，行气通便，主治肠胃燥热，津液不足之便秘证。故组方以小承气汤泻肠胃之燥热积滞，加火麻仁、杏仁、白芍、蜂蜜以滋阴增液，润肠通便。患者脾胃虚弱，不耐苦寒，且无燥热内结，该方药不对证。

问难：患者体质肝火偏旺，辨证属脾虚，治疗上是否要考虑抑木扶土？

释难：目前治疗应先抓主要矛盾，次要矛盾可暂时忽略，否则方药组成过于繁杂，反而削弱了主要治疗药物的力量。

问难：患者既然有大便干结不畅，以及轻度的阴虚化热征象，能否给予增液汤之类清热滋阴通便?

释难:临床上很多出血后患者都会引起大便干结,即阴血亏虚肠失濡润所致,多数可随疾病的痊愈而自行恢复,本例患者由于有反复出血史,阴血亏损,故需加以益气养血,滋阴润肠等治疗,归脾汤补养气血,可配合增液汤清热滋阴润肠。

方药:太子参15 g　黄芪15 g　当归10 g　桑葚子30 g
　　　火麻仁15 g　柏子仁15 g　木香6 g　远志3 g
　　　酸枣仁15 g　生白术10 g　生地黄15 g　麦冬15 g
　　　玄参10 g　枳实15 g　川黄连3 g

问难:可否考虑予郁李仁、桃仁润肠通便?

释难:郁李仁润肠通便的功效虽类似麻子仁但作用较强,可引起腹痛,一般不用或少用。桃仁兼有活血化瘀的作用,患者有反复胃出血发作的病史,此次出血黑便刚消失,不宜使用活血药物,以防动血而病情复发。

【疗效】患者服药后大便通畅,心悸、乏力改善,夜寐较安,守方续服28剂,诸症消失。

病案四

某男,63 岁。

【主诉】1 日内解柏油样便2 次,量约300 g。

【现病史】患者今晨无明显诱因下出现柏油样便2 次,量约300 g,伴有头晕,乏力,口干,无恶心呕吐及泛酸嗳气,无腹痛腹胀及心悸、胸闷,无黑矇、冷汗。于浦东新区金杨社区卫生中心就诊,查大便隐血＋＋＋＋,遂来曙光医院门诊就诊。拟上消化道出血待查(消化性溃疡? 胃癌?)收治入院。

刻下:头晕,中脘嘈杂,口干欲饮,大便转黄每日2 次,成形,夜寐较安,苔薄腻,舌质淡,脉弦滑数(刚洗浴)(入院时脉细弱)。

【既往史】20 年前有类似的消化道出血史1 次,未正规治疗。2016 年再次发作,查胃镜、肠镜无明显病灶。有缺铁性贫血史数年,服用养血饮治疗。1 年前曾有左侧疝气修补术。

辅助检查:

2017 年6 月15 日查胃镜示:慢性浅表萎缩性胃炎,HP＋,病理示慢性炎症十。

2017年6月13日查血常规示：血红蛋白94 g/L,红细胞计数 4.25×10^{12}/L。肠镜示肠腔不洁,所见大肠黏膜无异常。胶囊内镜示部分小肠血管显露。

【诊断】便血。

【辨证】脾虚湿阻证。

问难：诊断为便血远血。患者刻下症状与前有所不同,该如何分析?

释难：患者入院表现为黑便,脉细弱,苔薄,头晕,乏力,目前便血已止,症状表现与前不同。发病过程中存在反复两次便血,考虑为脾虚、脾不统血。患者目前中脘嘈杂,大便转黄,苔薄腻,辨证为脾虚湿阻。

问难：脉数是否提示为热象?

释难：脉数与其刚洗浴后有关,视为假象。而且数脉可为实热,亦可为虚证。"脉数为劳",因此未必是热象。

问难：本案脾虚是否兼湿?

释难：根据舌脉,可以考虑脾虚湿阻。

【治法】健脾化湿。

【处方】香砂六君子汤加减。

问难：选方可否用黄土汤?

释难：因目前大便转黄,便血已止,所以不宜用黄土汤。因目前辨证为脾虚湿阻,可以予香砂六君子汤加减健脾化湿。

【用药】太子参15 g　　白术15 g　　　茯苓15 g　　　生甘草6 g
　　　　木香6 g　　　豆蔻3 g　　　　佩兰9 g　　　　生薏苡仁15 g
　　　　仙鹤草30 g　　海螵蛸30 g

问难：请问老师是如何用药的?

释难："参术苓草"补中益气;木香调气畅中,兼可温中;豆蔻、佩兰、生薏苡仁加强化湿之功;仙鹤草收敛止血,海螵蛸收敛止酸。

问难：如何判断便血之寒热?

释难：出血较为急骤,血色偏鲜红,多为热证;出血较为缓慢,血色偏暗红,多为寒证。但绝不尽然,必须结合舌脉等其他表现。

【疗效】患者服中药配合西医治疗后黑便未再发作,头晕、中脘嘈杂消失,精神较振,大便色黄成形,每日1次。出院后原方加减继续调治。

医案五

某男,43岁。

【主诉】2日内便血6次,量约400 mL。

【现病史】患者2013年因便血在曙光医院就诊,行小肠镜检查诊断为克罗恩病,予激素治疗(具体不详)联合美沙拉嗪每日3次,每次1 g口服,治疗后症情缓解。后复查肠镜提示瘢痕形成(报告未见),遂减量为美沙拉嗪每日2.5 g维持治疗。自述病情控制尚可。昨日患者无明显诱因下又便血4次,色鲜红,量约300 mL,今日又便血2次,色鲜红,量约400 mL,伴左下腹隐痛,头晕乏力,心悸。患者为求进一步诊治,来曙光医院就诊,收治入院。

刻下:左下腹隐痛,头晕乏力,心悸口干,大便每日1~2次,先实后溏,伴有脓血。小便调,夜寐较安。苔薄腻,舌质胖,脉小弦。

辅助检查:2017年10月16日肠镜示直肠积血,直肠黏膜糜烂伴溃疡。病理(距肛10 cm)示黏膜慢性炎急性活动伴溃疡形成。

【诊断】便血。

【辨证】脾虚,湿热下注大肠。

问难:患者有脓血便、腹痛症状,诊断是否为痢疾病?

释难:中医痢疾的诊断以腹痛、里急后重和脓血便为主症,患者的主诉为"入院前2天便鲜血",不具备里急后重,腹痛也不明显,由于中医病名是以患者主诉为主,故本案当诊断为便血。

问难:老师如何看待某一中医诊断可对应多个西医诊断的这一情况?

释难:我认为中医的病名范畴较广,就如"痢疾"这一中医病名,可以囊括西医学范畴的各种相关疾病,如细菌性痢疾、阿米巴痢疾、肠结核、溃疡性结肠炎、血吸虫病、放射性肠炎等疾病。因此我也曾提议中医诊断应该与时俱进,病名以西医诊断的病名为主,因为西医诊断结合了现代医学的各种检查手段更为明确。中医诊断的形式宜改为西医病名＋中医辨证,中西医结合,有助于临床的治疗。

问难:便血应如何区分远血与近血?

释难:便血的辨证治疗当分发作期与缓解期,发作期要区分近血和远血,一般来说,血色鲜红者其来近,病机以肠道湿热为主,血色黑暗者其来

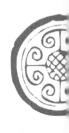

便

血

远,病机以脾不统血为主。

问难：本案便血的血色鲜红,是否应为近血？

释难：本案中患者便血以鲜血为主,当属近血、肠道湿热证。

问难：患者似无明显湿热证表现,为何仍辨证为肠道湿热证。

释难：患者虽无口干、发热、苔黄腻、脉弦数等湿热证表现,但应遵从溃疡性结肠炎这一疾病的基本病机：即腑阳有热,脏阴虚寒,总体讲是上寒下热证、寒热夹杂、本虚标实。

【治法】健脾清肠。

【处方】四君子汤合地榆散加减。

【用药】炙黄芪 15 g　　生黄芪 15 g　　炒白术 15 g　　茯苓 15 g
　　　　生甘草 6 g　　生薏苡仁 15 g　　生地榆 15 g　　马齿苋 15 g
　　　　凤尾草 15 g

问难：愿闻老师处方深意。

释难：炙黄芪、白术、茯苓、甘草益气健脾；生黄芪生肌托毒；生薏苡仁健脾利湿；生地榆凉血止血,马齿苋、凤尾草清热解毒。

问难：既然已确定为近血之肠道湿热,为何仍考虑脾虚并予四君子汤？

释难：便血发作期以肠腑湿热为主,常用地榆散清热止血,或用槐角丸理气活血。而目前便血已止,病机属脾虚夹湿较为突出,故而治法以健脾化湿为主,健脾选用四君子汤或参苓白术散均可。

问难：老师对溃疡性结肠炎的中医治疗有何经验？

释难：西医认为,溃疡性结肠炎是一个自身免疫功能紊乱的疾病。现代药理研究表明,中药黄芪可用于提高免疫功能,其中炙黄芪以补虚为主,生黄芪可生肌托毒。此外,溃疡性结肠炎日久虚实夹杂,可考虑使用乌梅丸。

问难：不同的地榆治法有何侧重？

释难：地榆炭善于止血,生地榆可活血。

问难：炙甘草和生甘草有何不同？

释难：炙甘草偏补虚,生甘草偏清热解毒。

【疗效】患者服药 5 剂,配合西药美沙拉嗪口服治疗,脓血便消失,大便较前成形,每日 1～2 次。出院带药与原方加扁豆衣 10 g、山药 15 g。共 14 剂,并嘱患者门诊继续调治。

医案六

某女,36 岁。

【主诉】反复便血伴黏液 4 年余,加重 3 周。

【现病史】患者 2013 年在无明显诱因下出现便血,2~3 日一次,每次量约 60 mL,色鲜红,伴有少量黏液,腹痛腹胀无里急后重及发热。至中山医院就诊,查肠镜示:直肠黏膜颗粒样隆起(炎症),予柳氮磺胺吡啶栓,每日 2 次,每次 1 粒肛塞治疗,一周后病情未见明显好转,遂自行停药。近 4 年来,患者便血伴有黏液的情况反复发作,曾于 2014 年 3 月 28 日至中山医院复查肠镜,报告提示:直肠炎,仍未系统治疗。此后由于饮食不规律,工作压力大且劳累等诱发因素,于 3 周前患者自服番泻叶通便后黏液血便、里急后重等症状加重,于 2017 年 8 月 10 日到曙光医院查肠镜,提示:溃疡性结肠炎(E2),由门诊收治入院。

刻下:少量便血,已较前减轻,大便不成形,每日 1 次,纳少,夜寐不安,畏寒怕热,口干喜热饮,耳鸣,有时心悸出汗,皮肤四肢瘙痒反复发作。苔薄,舌胖质暗,脉细。

【既往史】有偏头痛史,长期服用散利痛每周 2~3 次,每次 1~2 粒,有皮肤过敏史 3 年,长期服用开瑞坦每日 1 粒。

辅助检查:

2013 年 3 月 6 日中山医院肠镜示:直肠黏膜颗粒样隆起(炎症),病理示(直肠)黏膜固有层内大量淋巴细胞、浆细胞浸润,伴淋巴滤泡形成,符合炎症性病变。

2014 年 3 月 28 日中山医院查肠镜示:直肠炎,病理示:(直肠)黏膜固有膜内较多淋巴细胞、浆细胞及中性粒细胞浸润,为重度黏膜急慢性炎,伴黏膜糜烂。

2017 年 8 月 1 日血常规示:白细胞计数 8.5×10^9/L,中性粒细胞比率 60.9%,血小板计数 266×10^9/L,血红蛋白 112 g/L。

2017 年 8 月 10 日曙光医院查肠镜示:溃疡性结肠炎(E2)。

【诊断】便血。

【辨证】脾虚,湿热下注大肠。

问难:患者便血伴黏液,诊断是否为痢疾?

释难:患者发病之初以便血为主,色鲜红,无腹泻、里急后重,黏液较

便

血

少,故诊断为便血,而非痢疾。

问难:脾不统血所致的便血是否可归为远血?

释难:脾胃虚寒、脾不统血所致便血表现为黑便,当属远血,一般用黄土汤治疗,不适用于本案。

问难:远血一般会有哪些证型?

释难:远血通常有两种情况:其一属血热妄行,用犀角地黄汤;其二属脾胃虚寒,用黄土汤。

问难:便血还有肠风和脏毒的分类方法,该如何区分?

释难:便血按血色的鲜浊,又有肠风、脏毒之别。其血色鲜而较清者属肠风,血色黯而浑浊者属脏毒。

问难:脾虚从西医角度如何理解?

释难:西医认为脾虚可能是免疫功能低下及失调的表现。

【治法】健脾清肠。

【处方】四君子汤合地榆散。

问难:本案治法为健脾清肠,其蕴含的病机该如何解释?

释难:本例患者溃疡性结肠炎反复发作,病机中有脾虚存在,尚有大肠湿热,即脏阴虚寒,腑阳有热,寒热虚实错杂,治疗宜健脾温中,清热利湿。

【用药】太子参15 g　炒白术10 g　茯苓15 g　生甘草6 g
　　　　生地榆15 g　茜草根9 g　女贞子15 g　旱莲草12 g
　　　　生黄芪15 g　马齿苋30 g　蒲公英30 g　防风9 g
　　　　仙鹤草30 g　黄芩9 g　黄连6 g　川芎10 g

问难:愿闻老师处方深意。

释难:太子参、炒白术、茯苓、生甘草合用益气健脾;生黄芪生肌托毒;生地榆、茜草根凉血止血;黄芩、黄连、蒲公英、马齿苋清热解毒;女贞子、墨旱莲滋阴清热,养脏止血;防风、川芎理气活血;仙鹤草收敛止血。

【疗效】患者服药5剂,配合西药美沙拉嗪抗炎治疗,便血消失,大便基本成形,每日1次。

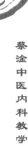

病案七

某男,89岁。

【主诉】黑便 3 日。

【现病史】患者长期便秘,依赖通便药物,近一年来渐进性消瘦伴右下腹不适。曾赴瑞金医院就诊,行肛指检查发现肿块,建议查肠镜明确性质,患者拒绝。2009 年 12 月 11 日晚,患者服用通便药物后解大量糊状黑便,当时无头晕、黑矇及心悸、汗出,次日来曙光医院急诊。查大便隐血示:阴性,血常规示:血红蛋白 58.4 g/L,给予抑酸护胃、止血等治疗。查下腹部增强 CT 示:直肠壁局限性增厚。急诊留观期间,患者出现口齿含糊,急查头颅 CT 示:两侧基底节多发腔隙性梗塞灶。患者为求进一步诊治,转入消化科病房。查胃镜示:胃癌(食管贲门连接处)。

刻下:面色少华,爪甲苍白,倦怠乏力,偶有嗳气、返酸,口微渴,咯吐黏痰量多,食欲尚佳,进食固体食物吞咽困难,饮水及半流质饮食无碍。夜寐欠安,大便色黄,2~3 日一行,较通畅。舌质偏红,苔根薄腻,中剥,脉弦劲。

【诊断】便血;癥积。

【辨证】脾气亏虚,胃阴不足,痰瘀交阻。

问难:请问先生,患者胃阴不足如何体现?

释难:患者有长期便秘病史,乃阴津亏虚,肠失濡润之故,目前又见口微渴、吞咽困难,苔中剥,皆为胃阴不足的表现。而且患者胃癌位于食管贲门连接处,已有轻度的噎塞症状,并以进食固体食物困难为主,亦由胃阴亏耗,食道失于濡润所致。

问难:患者并未见腹部肿块、刺痛、舌质瘀斑、脉涩等瘀血的典型征象,先生为何辨为痰瘀交阻?

释难:从症状、体征上分析,患者并无上述明显瘀血表现,但结合现代医学检查手段得出的证据,患者已明确胃癌诊断,在中医学范畴中乃属于癥积,所谓"积"乃有形,固定不移,病属血分,多因血瘀日久所成。而患者头颅 CT 检查结果提示有多发腔隙性梗塞灶,从西医角度上解释,亦存在血液高凝状态。以上皆可作为中医辨证的依据。

问难:请先生详释病机。

释难:患者病情虚实夹杂,既往长期便秘乃脾虚、运化不健、大肠传导失司所致,脾气虚弱,统血无能,血溢肠内,随大便而下,则便血色黑;出血之后气血亏虚,故有面色少华,爪甲苍白,倦怠乏力,夜寐欠安等征象;脾为生痰之源,脾虚,水液运化失常,津液不归正化,水湿凝聚为痰,故见咯吐黏痰量多、苔根薄腻;正虚瘀结,痰瘀交阻,日久结块,胃阴耗伤,食道失于濡润,

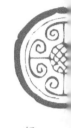

则见口渴、吞咽困难、消瘦、舌苔中剥等噎塞表现。

【治法】健脾益气养胃，化痰祛瘀。

【处方】六君子汤合当归补血汤加减。

问难：先生处方似乎以健脾化痰、益气补血为主，患者病机既然存在瘀血内阻，是否考虑予以活血化瘀方药治疗？

释难：患者便血刚止，不宜过用活血化瘀方药，否则容易再次出血。但活血亦可止血，可考虑与启膈散合用，在运用活血药时，亦可加用止血药物。

问难：患者胃阴不足，如何滋养胃阴？

释难：六君子汤中人参可易为太子参，并予以大剂量，益气养阴兼顾；天花粉既可清胃，又能生津止渴；北沙参有养阴益胃生津的功效，本例皆可考虑使用。

问难：麦门冬汤、沙参麦冬汤皆以滋养肺胃为主，本例可否应用？

释难：二方均以麦冬为主药滋养肺胃阴津，但患者以胃阴不足为主，尚未累及肺阴，且麦冬较滋腻，患者脾胃虚弱，纳运失健，服之恐不适。故不拟予原方，仅选其中部分药味养胃阴。

【用药】炙黄芪30 g　　当归9 g　　　白术9 g　　　茯苓30 g
　　　　生甘草6 g　　　半夏9 g　　　莪术15 g　　　浙贝母10 g
　　　　生薏苡仁15 g　　连翘12 g　　　北沙参15 g　　丹参15 g
　　　　广郁金10 g　　　陈皮6 g　　　杏仁10 g　　　天花粉10 g
　　　　太子参30 g　　　藤梨根30 g　　蛇舌草30 g　　仙鹤草30 g

问难：先生前面说可与启膈散合用，该方中如何体现？请解释一下。

释难：方用丹参、郁金化瘀理气开郁，北沙参、象贝母、茯苓润燥化痰以散结，可体现启膈散的方意，即开郁、化痰、润燥。

问难：莪术活血化瘀作用较强，与三棱同为破血药，本例应用是否有动血之虞？

释难：莪术虽能破血祛瘀，但其活血功效较之三棱为逊，本例采用莪术主要是基于现代药理研究显示，该药含有榄香烯，具有抗肿瘤作用，此外又加用仙鹤草益气止血，该药别名"脱力草"，大剂量使用可用于劳力过度所致的脱力劳伤故得名，本例使用既有助于体力恢复，又能制约莪术、丹参的活血作用。

问难：先生平素用茯苓多15 g左右，本例中为何用量倍于平常？

释难：茯苓、薏苡仁等药物的现代药理研究均有抗肿瘤的功效，患者因有胃癌，故用量大。

【疗效】患者此次住院期间经服用上方并配合西药调治，症情基本稳定，出院后门诊继续服中药调治，以期带瘤生存。

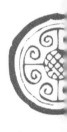

便血

呃 逆

某男,85岁。

【主诉】喉间呃呃连声反复发作 2 年,加重 1 周。

【现病史】患者于 2 年前受凉后,喉间呃呃连声反复发作,声短而频,不能自制,常因多言、受凉后诱发,有时伴有泛酸。查胃镜示:胃体多发性溃疡(瘢痕),胃窦炎伴萎缩。服用兰索拉唑治疗后好转。1 周前受凉后呃呃连声又作,较前频繁,伴腹胀,稍有咳嗽,咳痰不畅,色白量少。舌质淡红,苔薄腻,脉弦滑。

【既往史】有慢性支气管炎病史多年,每遇寒冷则咳嗽、咳痰发作。

【诊断】呃逆。

【辨证】肺胃气虚,痰气交阻,胃失和降。

问难:呃逆病机有以寒气蕴蓄于胃为基础,致胃失和降而发者,本例中患者常因受凉诱发,是否由胃中寒冷所致?

释难:呃逆病证有虚实之别,胃中寒冷者常因过食生冷或寒凉药物所致,多属实证;本例患者并无此发病基础,乃因久病咳嗽,肺气亏虚,表卫不固,易感外邪,故呃逆发作常因受凉而引起;"脾为生痰之源",脾胃虚弱,津液不化,酿生痰浊,痰气交阻于中焦,则胃失和降,胃气上逆动膈而发病,当属本虚标实证,并以本虚为主。

问难:本病发生总由胃气上逆动膈所致,为何尚与肺脏相关?

释难:从经络循行路线阐释,手太阴肺经之脉,还循胃口,上膈,属肺,肺胃两脏之间联系紧密;从脏腑功能讲,肺为气之主,气之正常运动与肺密切相关,胃气以降为和,胃气上逆即属于气机逆乱表现,肺胃之气又同主于降,故两脏生理功能相互促进,病理变化相互影响。因而患者久咳肺虚,中气亦损,肺胃之气不能敛降,于呃逆发病有重要意义。亦有因肺气郁痹,失于宣通而致者,如《临证指南医案·呃》中谓:"肺气郁痹及阳虚阴浊上逆,亦能为呃,每以开上焦之痹,及理阳祛阴,从中调治为法。"

问难:呃逆本虚之因亦有肾不纳气所致者,学生以为,患者年高肾亏,加之久病咳嗽,肾气亦虚,呃逆频发尚有肾气失于摄纳、引动冲气上乘,挟胃气动膈的因素,请先生指点。

释难:病深及肾,肾不纳气所致的呃逆,多见于疾病后期,为胃气败、肾气绝之表现;如《素问·保命全形论》曰:"病深者,其声哕。"严用和亦云:"大抵老人、虚人、久患者及妇人产后,有此症者,皆是病深之候,非佳兆也。"本例中患者虽年逾八旬,肾气已虚,但尚无气急、喘促等肾失固摄的表现,故肾虚程度不重,尚未至肾不纳气的程度。

【治法】补肺益气,健脾化痰,和胃降逆。

【处方】玉屏风散合二陈汤、丁香散加减。

问难:患者病机既然以本虚为主,先生为何不用参苓白术散或香砂六君子汤之类健脾固本?

释难:呃逆基本病机在于胃气上逆动膈,故其治法当以降气为本,两方虽均可健脾,香砂六君子汤尚能理气,但皆无降气作用,因而本例不甚合适。

问难:本例可否考虑用温胆汤化痰?

释难:温胆汤主治胆胃不和,痰热内扰,功能理气化痰,清胆和胃。虽方名温胆,罗东逸谓:"和即温也,温之者,实凉也。"而本例患者咳嗽常因受凉、多言诱发,多言则气虚,痰白、舌淡,说明属虚、属寒,故不适宜用温胆汤。

问难:旋覆代赭汤有降逆止呃的作用,本例是否适用?

释难:旋覆代赭汤主治心下痞硬、噫气不除之证,乃胃气虚弱,痰浊内阻,胃失和降,虚气上逆故也,方中以旋覆花下气消痰、降逆除噫,代赭石善镇冲逆,半夏、生姜化痰、降逆、止呕,人参、甘草、大枣益气和中补虚。本例虽有脾胃虚弱的病机存在,但无纳差、乏力等表现,虚象并不明显,而以肺气亏虚为主。故用玉屏风散补肺固卫,兼可健脾益气,不用人参、甘草、大枣之类益气和中补虚,以免气机壅滞。

【用药】黄芪 15 g	白术 10 g	防风 10 g	半夏 10 g
陈皮 6 g	茯苓 15 g	苏梗 10 g	厚朴 10 g

杏仁 10 g	浙贝母 10 g	枇杷叶 15 g^{包煎}	炒竹茹 6 g
柿蒂 10 g	丁香 6 g	刀豆子 10 g	香橼皮 10 g

问难：患者是否可用桔梗，与方中诸多降气药配合以宣畅气机？

释难：肺气失于宣通在本病发病过程中虽有一定的作用，但本例患者主要表现为肺气亏虚，而非郁痹。呃逆之基本病机乃胃气上逆动膈，故治疗当以降气为主；桔梗升提，不利于降逆，故不宜使用。

问难：枇杷叶、刀豆子用意何在？旋覆花是否可用？

释难：枇杷叶既可以化痰止咳，又能和胃降逆，并调肺胃之气；刀豆子擅能温中和胃、降气止呃，且性味偏温，尤适于虚寒性呃逆。"诸花皆升，旋覆独降"，旋覆花用于降逆之呃，亦有良效，目前方中已有诸多降气药物，若服药后效果欠佳可考虑加用。

问难：患者如久呃不止，本药无效当如何治疗？

释难：吾师张伯臾教授常用来复丹治疗久病呃逆，其中一味玄精石质重沉降，温肾纳气，常获奇效。另有代赭石、石决明、牡蛎等介类沉降之品，皆有降逆之效，可酌情选用。叶天士曾有"久病入络"论述，本病之致病因素中亦有瘀血为病者，可考虑加用活血化瘀药物。

【疗效】患者服药 1 周，呃逆明显减轻，腹胀消失，咳痰已除。效不更方，继续加减治疗 1 个月，呃逆完全消除，仍给予补肺健脾温肾药物巩固疗效半年，随访至今，患者未再明显发作。

臌 胀

病案一

某男,59岁。

【主诉】腹胀伴气急2个月余。

【现病史】患者有饮酒史30年,每日饮黄酒约1斤。2007年10月体检发现肝功能异常,逐渐腹胀如鼓,查B超示肝硬化,大量腹水。住院予保肝、利尿消肿等治疗。刻下:消瘦,腹大如鼓,皮色苍黄,脉络显露,腹胀乏力,动则气促,两胁胀痛,口干,纳差,夜寐欠安,小便短少,大便时溏,日行3~4次,目黄鼻红,手掌赤痕,舌红,苔薄,脉弦细数。

【诊断】臌胀。

【辨证】肝肾阴亏,脾虚水停,湿热夹瘀内蕴。

问难:患者肝硬化,按之有块,胁痛,是否可诊断为肝积?

释难:患者目前腹胀大如鼓,皮色苍黄,脉络显露,符合臌胀之特征,症状典型,当诊断为臌胀。如无腹水胀大,仅有腹内胁下结块疼痛之表现,则诊断为积证更适合。

问难:湿热夹瘀如何能辨?

释难:《黄帝内经》谓"诸腹胀大,皆属于热",患者长期饮酒,肝脾俱伤,体内酿生湿热,壅阻气机,气滞血瘀,水湿瘀滞停于腹中,日久及肾,开阖不利,渐至腹胀大如鼓。患者舌红、目黄、鼻红皆湿热内蕴之象。臌胀之病机乃肝、脾、肾三脏功能失调,导致气滞、血瘀、水停,患者胁痛、按之有块、腹部脉络显露,手掌赤痕,皆为血瘀表现。

问难:肝肾阴虚如何体现?

释难:患者虽疾病发现时日较短,但究其病因,乃长期饮酒,湿热内生,发病已有多年,刻下已属晚期,湿热之邪耗气伤阴,肝脾肾三脏俱虚。患者腹胀大、皮色苍黄、脉络显露、兼见消瘦、口干、夜寐欠安、小便短少、舌红、脉弦细,皆为湿热久蕴,伤及阴血,肝肾阴虚之象。

【治法】滋养肝肾,健脾利水,清热化湿,佐以活血。

【处方】一贯煎合四君子汤、茵陈五苓散加减。

问难:患者刻下病情属本虚标实,并以标实为急,可否予舟车丸之类峻下逐水以治其标?

释难:患者目前已属疾病晚期,正气渐虚,不耐攻伐,治疗应以扶正为主,兼以祛邪。故治法以柔肝健脾,滋养肝肾为要。舟车丸之类逐水攻伐药一般用于正气未衰,形证俱实之际,因其损伤脾胃、戕伐元气,只可"衰其大半而止"(《素问·阴阳应象大论篇》)。

【用药】太子参 30 g	黄芪 30 g	黄精 15 g	石斛 15 g
枸杞子 15 g	白术 15 g	白芍 15 g	茯苓 30 g
带皮槟榔 15 g	茵陈 15 g	半边莲 30 g	虫笋 15 g
泽泻 15 g	莪术 15 g	丹参 15 g	延胡索 20 g

问难:何为虫笋?

释难:虫笋即虫蛀竹笋,有利水消肿作用,常与陈葫芦、蟋蟀干配合使用,其效较猛,只宜短时暂用。

问难:一贯煎中有生地黄、沙参、麦冬养阴,当归养血活血,先生为何皆未用?

释难:患者脾虚,大便时溏,次数增多,生地黄、沙参、麦冬之类养阴药性凉碍脾,可加重便溏,不宜使用。当归滑肠,故亦不应用。唯有石斛能养阴厚肠,为便溏患者养阴之首选。

问难:五苓散中尚有桂枝以助膀胱气化,为何亦不用?

释难:患者体内尚有湿热之邪,桂枝性温助热留邪,故弃之不用。

【疗效】患者经中西医结合治疗 1 个月,腹水基本消退,但由于患者已属肝硬化晚期,肝功能严重减退,病情暂时缓解,出院后随访 2 年,患者仍反复出现腹水。

某男,68岁。

【主诉】进行性腹胀加重2周。

【现病史】患者1个月前劳累后又感外寒,出现恶寒、头痛、头项板滞等症状持续不减,2周前自服感冒药及黄芪颗粒后逐渐感觉腹胀、乏力、胃脘痞塞,近1周来无明显诱因下腹胀加重,腹部明显膨隆,胃纳减少,嗳气频作,泛酸,小便量少,大便成形欠畅。来曙光医院门诊查B超示:肝实质弥漫性病变——肝硬化表现,脾略大,胰腺回声粗,腹腔大量积液;血生化示:白蛋白22 g/L,K$^+$ 5.7 mmol/L,Na$^+$ 132 mmol/L,HBsAg(+);血常规示:白细胞计数15.7×10^9/L,中性粒细胞比率86.7%,血红蛋白132 g/L。给予利尿通便等治疗,为进一步诊治,收入病房。

刻下:脘腹痞闷,纳差,泛酸,嗳气不畅,消瘦,口干,目糊,大便成形欠通畅,依赖通便药物。舌质暗红,苔薄黄腻,脉弦滑。

体格检查:血压160/100 mmHg,腹部膨隆,静脉显露,移动性浊音(+)。

【既往史】有高血压病史50年,目前服用雅施达控制血压。有阑尾切除及扁桃腺摘除手术史。有慢性肝损病史(B超结果示),未予重视及治疗。

辅助检查:腹水常规示白细胞计数900/L。胃镜示有食管静脉曲张。

【诊断】臌胀。

【辨证】肝郁气滞,脾虚湿阻,湿郁化热,气滞血瘀。

问难:臌胀的病机主要是肝、脾、肾三脏功能相互失调所致,本例是否存在肾虚病机?

释难:臌胀的发病脏腑,主要责之于肝、脾、肾三脏,但其起病常因肝脾功能相互失调,或肝病及脾:肝郁日久,木郁克土,出现气滞湿阻的证候;或脾病及肝:脾失健运,湿浊内生,阻滞气机,既可化热出现湿热蕴结证,又能湿从寒化导致寒湿困脾证;肝脾俱病,气血凝滞,脉络瘀阻,升降失常,而致肝脾血瘀证;病延日久,肝脾病变累及于肾,肾脏亏虚,肾阳虚火不燠土,渐成脾肾阳虚证,肾阴虚水不涵木,则见肝肾阴虚证。故而从臌胀发病的整体过程讲,乃肝脾肾三脏功能相互失调,终致气滞、血瘀、水停腹中,本虚标实,虚实错杂。本例患者虽年逾花甲,但肾

臌

胀

虚表现尚不明显，证候特点亦以肝脾失调为主，未见累及肾脏的迹象。

问难：请先生详细分析患者病机。

释难：患者既往检查结果显示曾有慢性肝损病史，虽无明显自觉症状，但已存在肝体失和的基础，进而影响其疏泄功能，渐至体内气机紊乱，故其发病乃肝病传脾，木郁日久克犯脾土，脾失健运，湿浊内生，肝脾功能相互失调，气滞湿阻，血瘀形成，发生单腹胀大；1月前适逢劳累，更伤脾气，加之外感寒邪，入里化热，使体内湿从热化，继而湿热蕴结，气滞血瘀益甚，故患者症情变化较快，臌胀发展较为迅速。

问难：本例血瘀的表现是否典型？

释难：患者舌质暗红，腹壁脉络显露，均为血瘀的表现，虽然体检未及肝脾肿大，但B超检查的结果显示：肝硬化，脾略大，皆为中医癥积的表现，其病机总属于气滞血瘀。

【治法】疏肝理气，健脾化湿，清热利水，佐以活血化瘀。

【处方】中满分消丸加减。

问难：中医治则讲究"急则治标"，本例治疗是否先用十枣汤之类峻下逐水，待腹水消退再予以扶正固本？

释难：臌胀患者如病机上出现水液过盛，或热结于里，形证俱实，正气未衰，可考虑予以攻泻的药物，如舟车丸，但峻剂逐水有损伤脾胃、戕伐元气之弊，患者肝脾俱虚，正气亦亏，恐难以耐受，故目前不适宜使用峻下逐水药。

问难：能否考虑半夏泻心汤？或茵陈五苓散？

释难：半夏泻心汤辛开苦降，适用于寒热错杂之证候，偏重于中焦，本例病位属中下二焦，故并不适用；茵陈五苓散一般用于黄疸病之湿重热轻者，具有利湿清热退黄的作用，本例并无黄疸，而以腹水为主，与该方主证不符。

问难：能否用柴胡疏肝散、四逆散之类疏肝理气？或用实脾饮温肾阳？

释难：臌胀早期以气滞湿阻为主，可用柴胡疏肝散，目前患者已属中晚期，病机中气滞血瘀及湿热互结，当用李东垣所创中满分消丸，该方出自《兰室秘藏》上卷中满腹胀门，由厚朴、枳实、黄芩、黄连、知母、半夏、陈皮、干姜、人参、白术、茯苓、炙甘草、砂仁、泽泻、猪苓、姜黄等药物组成。既可健脾益气、和胃降浊，又能行气开郁、和血通络；兼以散寒清热、调理阴阳；全方攻补兼施,祛邪而不伤正。

【用药】枳实15 g　　厚朴9 g　　川黄连3 g　　黄芩9 g

知母9 g　　太子参15 g　　白术9 g　　茯苓30 g

猪苓15 g　　泽泻15 g　　车前子30 g^包煎　　砂仁5 g^后下

丹参15 g　　桃仁12 g　　佛手9 g　　大腹皮15 g

半边莲30 g　　柴胡9 g　　木香6 g

问难:中满分消丸中原有干姜是否可用?

释难:干姜药性太热,患者已见湿邪化热,暂时不用。

问难:半边莲有何作用?

释难:清热利水。适用于大腹水肿,面浮足肿等证。

问难:本例用柴胡的目的?

释难:和解退热,疏肝理气。

问难:治疗腹水的中药有哪些?

释难:腹水严重者可加用陈葫芦瓢,用量可达到60～120 g煎汤代水煮药。如利水力量不足,可进一步使用虫笋,即虫蛀竹笋,可用至10～15 g利尿效果更佳。更甚者用将军干,即晒干的蟋蟀,10 g,常用于不明原因的腹水。

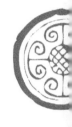

臌

胀

问难:臌胀患者何时可考虑使用攻逐药物?使用该法有何注意点?

释难:体质较强的患者可以考虑使用攻下的药物如舟车丸、黑白丑、芫花、大戟等峻下逐水,但多用于血吸虫性肝硬化,不适用于肝炎后肝硬化的患者。该法的运用当注意衡量患者正气与邪气的轻重,用药过程中要密切监视患者的病情变化,严格把握"衰其大半而止"的原则,用后及时使用扶正药物,以免损伤元气。此外有出血倾向的患者禁用该法,否则有诱发出血的可能。

问难:本例是否可用牛膝?

释难:川牛膝活血利水引药下行,适合本例患者,但怀牛膝以补益肝肾为主,不适合。

问难:茵陈、虎杖之类药物有清肝利胆作用,能否应用?

释难:患者目前暂无黄疸表现,如果检查排除了自身免疫性肝硬化,确诊为肝炎后肝硬化,可以考虑应用这两味药物。

问难:患者预后如何?

释难：前贤将本病列为：风、劳、鼓、膈四大疑难证之一，说明臌胀在治疗上较为艰巨，如能及早发现并治疗，效果尚好，或可带病延年。本例患者发觉时病情已属中晚期，如不及时控制进一步发展出现腹大如瓮，脉络怒张，脐心突起，便如鸭溏，四肢瘦削者，极易变生危证，如呕血、便血、昏迷等，则使病情急剧恶化，预后不良。因此在当前阶段尚属疾病转折点，要积极辨治，谨慎用药，争取控制病情的进展，保持长期稳定。

【疗效】患者经中西药物联合治疗，腹水消退，脘痞消失，电解质紊乱已纠正，出院后于门诊继续服中药调治，以期带病延年。

病案三

某男，61岁。

【主诉】腹胀不适1月余。

【现病史】患者于2015年9月23日在无明显诱因下出现胸闷气促，心悸。至上海市市北医院急诊就诊，诊断为急性左心衰，具体病史供述不详，症情好转后出院。近2年来未出现不适症状。1月前患者在无明显诱因下出现腹胀不适，伴有乏力，无恶心呕吐及恶寒发热，无腹泻便秘及胸闷心悸，当时未及时就诊。近1月来患者腹部胀满不适、乏力等症情进行性加重，行走无力，双下肢肿胀，稍有胸闷气促，消瘦约3 kg。遂至曙光医院就诊，为求进一步诊治，拟腹水待查，收治入院。

体格检查：腹部膨隆呈蛙状，肝肋下2指，脾肋下3～4 cm，腹部叩诊移动性浊音＋，双下肢凹陷性水肿。

刻下：腹胀乏力，双下肢肿，纳减，畏寒，小便量少。苔薄黄，有裂纹，舌质红，脉左弦右细弦。

【既往史】有高血压病史2年，血压最高180/100 mmHg，目前每日服用单硝酸异山梨酯缓释片40 mg联合氯沙坦钾氢氯噻嗪片50 mg，血压控制在150～160/85～95 mmHg。2015年9月23日曾有急性左心衰史。

【诊断】臌胀。

【辨证】肝脾肾功能失调，气滞血瘀水停。

问难：患者双下肢肿，诊断是否为水肿？

释难：患者主要症状是腹部不适，体格检查腹部膨隆呈蛙状，诊断应为

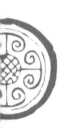

臌胀。

问难：水肿和臌胀应从哪几个方面鉴别？

释难：症状方面，水肿以头面或下肢先肿，继及全身，腹壁无脉络暴露，部分水肿晚期患者亦可见腹部胀大；臌胀以腹部膨胀如鼓，四肢多不肿，腹壁脉络暴露，此外臌胀还有脐心突起，面色苍黄或黧黑等典型症状，后期可伴肢体水肿。病因方面，水肿多因风邪外袭、感受水湿、饮食伤脾、劳倦伤肾等；臌胀则由于酒食不节、情志内伤、劳欲过度、血吸虫感染等造成。病位方面，水肿以肺、脾、肾三脏相干为病；臌胀则以肝、脾、肾功能失调为主。

问难：臌胀的病机有何特点？

释难：臌胀一病是由肝、脾、肾功能失调引起的气滞、血瘀、水聚。

问难：患者尿少对辨证有何提示？

释难：肾主二便，尿少亦为肾气虚。

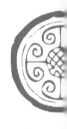

【治法】疏肝理气，健脾益肾，活血利水。

【处方】中满分消丸加减。

【用药】
柴胡 9 g	枳壳 15 g	厚朴 9 g	太子参 15 g
炒白术 15 g	茯苓 30 g	生甘草 6 g	陈皮 9 g
桑白皮 15 g	车前子 30 g	丹参 10 g	当归 10 g
黄芩 9 g	生薏苡仁 15 g	半边莲 30 g	熟地黄 15 g
砂仁 3 g 后下	川牛膝 15 g		

问难：愿闻老师处方深意。

释难：柴胡、枳壳、厚朴疏肝理气；"参术苓草"益气健脾；黄芩清热化湿；陈皮理气燥湿；桑白皮、半边莲、车前子、生薏苡仁利水泄热；丹参、当归活血补血；熟地黄、川牛膝补肾滋阴；砂仁化湿行气，兼防治碍胃。

问难：用药缘何清热？

释难：《黄帝内经》云："诸胀腹大，皆属于热。"

问难：是否能用三仁汤利湿清热？

释难：三仁汤效力较轻，难以解除实证之根本。

问难：患者目前血压较高，是否不能使用黄芪等补气升阳之药？

释难：患者目前处于臌胀早期，且使用利尿剂后症状已有所改善，如担心使用黄芪影响血压，可配合平肝潜阳药。

问难：患者目前以实证为主还是以虚证为主？

释难：目前以实证为主，利尿剂的使用已使腹水减少，即症状有所改善，故虚证并不明显。

问难：利尿作用较强的中药有哪些？

释难：虫笋、将军干、陈葫芦瓢、黑白丑、商陆、葶苈子、己椒苈黄丸等。

问难：何时用猪苓利尿？

释难：猪苓利尿不伤阴，《伤寒论》中的猪苓汤使用猪苓和阿胶，可用于辨证为阴虚的患者。

问难：熟地黄和砂仁联用有何用意？

释难：防止滋腻碍胃。

【疗效】患者臌胀初期，服用中药 7 剂后，配合西药利尿剂的作用，腹围逐渐缩小，小便量增多，腹胀肢肿消失。复查腹部 B 超示腹水量较前明显减少。出院后门诊继续调治。

腹　痛

病案一

某女,69岁。

【主诉】腹痛腹胀2周。

【现病史】既往因反复腹胀发作,于同济大学附属东方医院(简称东方医院)诊断为细菌性腹膜炎,病情缓解后来曙光医院服中药维持治疗。2周前无明显诱因下腹痛胀满又作,于上海市中山医院查B超示胆囊胆固醇结晶,腹腔胀气明显。刻下:腹痛、腹胀不舒,攻窜不定,得嗳气、矢气痛减,纳差,夜寐不安,小便不利,大便偏干欠畅,舌质偏暗,苔薄黄腻,脉弦滑。

【诊断】腹痛。

【辨证】脾虚肝郁,气滞湿阻。

问难:患者腹痛、胀满不舒,攻窜不定,何不诊为聚证?

释难:聚证乃腹内结块,或痛或胀,聚散无常,痛无定处。此患者未诉有块,体检亦未及腹内包块,故不符合聚证诊断,应为腹痛。

问难:证属寒热虚实如何辨别?请先生细述之。

释难:此病性质虚实夹杂,腹痛腹胀之根源在肝,肝气郁滞,不通则痛。脾虚生湿,湿郁化热,热可在肝胆,亦可在大肠。湿热蕴结大肠,阻碍气机,传导不利,则便干欠畅。气滞日久,瘀血内存,故舌质偏暗。

【治法】健脾疏肝,理气化湿。

【处方】柴胡疏肝散合香砂六君子汤、平胃散加减。

问难：《黄帝内经》云"小大不利治其标"，患者小便不利，大便欠畅，是否应予以通利二便？

释难：患者腹胀时小便不利，乃湿阻气机不畅之故，气壅湿阻则水道不利；湿滞肠道，腑气不通，大便亦欠畅。平胃散燥湿运脾，合香砂六君健脾，标本兼治，湿祛则气机得复。"肺为气之主"，宣通肺气亦有利于通畅气机。可予桔梗、升麻之类升提，宣通肺气，"提壶揭盖"，小便得利；"肺与大肠相表里"，以宣肺之法配合槟榔、制大黄通腑导滞，升降有常，腑气自通。

【用药】
柴胡 10 g	枳实 15 g	赤芍 15 g	白芍 15 g
生甘草 6 g	制香附 10 g	川芎 10 g	青皮 9 g
陈皮 9 g	党参 10 g	厚朴 10 g	茯苓 15 g
苍术 10 g	白术 10 g	木香 10 g	槟榔 15 g
半夏 10 g	砂仁 6 g^{后下}	乌药 10 g	沉香 3 g
桔梗 6 g	制大黄 10 g	升麻 6 g	

问难：患者苔薄黄腻，湿郁化热，为何不用清热药？

释难：虽苔薄黄腻，但无口干不欲饮水，排便黏腻不爽，肛门灼热等症状，说明化热程度未重；方中已有制大黄一味，苦寒，清热泻火，且湿邪性质属阴邪，当以温药化之。故方中未过多采用清热药物，以免伤阳助湿。

问难：患者既有气滞于内，又有瘀血阻络，可否使用金铃子散、失笑散、血府逐瘀汤之类方药理气活血止痛？

释难：金铃子散主要治疗两胁疼痛效果较好，失笑散虽善治瘀血腹痛，但患者之痛、胀攻窜不定，得嗳气、矢气减轻的特点，表明以气滞为主，虽舌质偏暗，却无瘀血之刺痛、痛处固定等表现，属血瘀之轻者。疏肝理气即有"气行血亦行"之效，况方中尚有赤芍、制大黄活血祛瘀。血府逐瘀汤兼有行气、活血止痛作用，如本方效果欠佳，可进一步考虑使用，以加重活血化瘀的力度。

【疗效】患者服药 1 周后，腹痛明显减轻，原方继续服用 2 周，患者腹痛基本消失。出院后门诊治疗巩固疗效，随访至今，未再复发。

病案二

某女，63 岁。

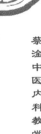

【主诉】上腹痛伴呕吐 1 周。

【现病史】春节期间进食油腻后，右上腹疼痛，拒按，伴呕吐胃内容物，便秘。于上海交通大学医学院附属瑞金医院(简称瑞金医院)查血常规示：白细胞计数 12.0×10^9/L，中性粒细胞比率 82%，血淀粉酶 60 U/L，尿淀粉酶 149 U/L；腹部 CT 示：胆总管扩张，壁略增厚，胆总管下段密度欠均匀，胆囊术后。平素口苦，口黏，中脘饱胀，时有嗳气泛酸，乏力、纳少，大便时溏时秘，有时痛则欲便，便后痛除，皮肤瘙痒。刻下：腹痛缓解，脘腹痞闷，口渴欲饮，饮水量不多，夜寐欠安，小便短赤，大便稀溏。舌质淡，体胖，苔厚腻微黄，脉小弦数。

【既往史】有反流性食管炎病史多年，10 年前曾因胆囊结石反复发作行胆囊切除术。

【诊断】腹痛；胃痞。

【辨证】湿热夹滞互结中焦，肝胆气机不利。

问难：患者一派湿热之象，但学生未明其湿热在脾胃，抑或在肝胆？

释难：既有脾胃湿热，又有肝胆湿热。湿热蕴结脾胃，而见脘腹痞闷，纳少，呕恶，口干口黏，便溏尿黄，舌苔黄腻等征象；湿热熏蒸肝胆，则有口苦泛恶，皮肤瘙痒，大便不调，小便短赤，脉弦数等表现。

问难：请先生细述病机之要。

释难：患者病机以脾虚为本，脾虚运化不力，故而平素纳少、稍食油腻即中脘饱胀、嗳气；脾失健运，生湿化热，湿热互结，内蕴中焦，故见脘腹痞闷、口黏、口渴欲饮而饮水不多；湿热熏蒸肝胆，肝失疏泄，气机不畅，胆液上溢则口苦，外溢肌肤而皮肤瘙痒。此次发病正值春节期间，患者进食油腻肥甘较多，不但助生湿热，而且食滞内停，气机受阻，不通则痛；升降失司，胃气不降而呕吐，脾气不升即泄泻。湿热夹滞互结中焦成为腹痛发作的主因；肝胆气机不利，疏泄失常，亦加重中焦气机阻滞。食积不消，湿热不化，故大便稀溏；热壅气阻，腑气不通，则大便秘结。舌脉亦为湿热、食滞内停之象。

问难：患者刻下腹痛缓解，症状以脘腹痞闷为主，诊断是否当以胃痞为先？

释难：患者前来就诊的主要痛苦乃腹痛急作，目前虽经治疗，腹痛较前缓解，但其病机尚未解除，故仍当属首要诊断。胃痞病证，患者确实存在，且由来已久，可以作为次要诊断。

【治法】清热化湿导滞，佐以疏泄肝胆，理气畅中。

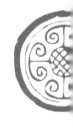

【处方】枳实消痞丸合保和丸、半夏泻心汤加减。

问难：患者病机以脾虚为本，且症状明显，先生为何不以健脾为先？

释难：患者脾虚的症状长期存在，病机虽以脾虚为本，但此次急性腹痛发作，乃因湿热夹滞互结中焦，肝胆气机不利，《黄帝内经》云："急则治其标"，当以标实为急，故祛邪在先；而其本虚之症，宜邪祛之后再缓图之，否则固本反助其邪。

问难：除肝胆湿热首选龙胆泻肝汤，先生缘何不用该方？

释难：患者虽有肝胆湿热病机，却无明显实火上炎表现；龙胆泻肝汤以龙胆草为君药，配合多味清热药，泻肝胆实火，施治于兼有脾虚患者，用药未免过于苦寒；因而仅取其中部分药物，如柴胡、黄芩以和解清热即可。

问难：治疗腹痛常用"通之之法"，在本例治法中如何体现？请先生明示。

释难：治疗腹痛，虽以"通则不痛"为原则，但通之之法各有不同，非独攻下为"通"。《医学真传》谓："调气以和血，调血以和气，通也；下逆者使之上行，中结者使之旁达，亦通也；虚者助之使通，寒者温之使通，无非通之法。"本例中采用清热化湿，疏泄肝胆，行气导滞等法，使中焦气机升降得复，亦可谓"通"。

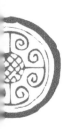

【用药】

枳实 15 g	苍术 10 g	厚朴 10 g	干姜 3 g
黄芩 10 g	川黄连 3 g	柴胡 10 g	半夏 10 g
山楂 15 g	六神曲 15 g	莱菔子 15 g	连翘 12 g
陈皮 6 g	茯苓 15 g	鸡内金 10 g	郁金 10 g
砂仁 3 g后下	蔻仁 3 g后下		

问难：枳实消痞丸有四君以健脾，半夏泻心汤中亦有人参、大枣、甘草以补虚，先生为何皆弃之不用？

释难：患者内有湿热、食滞等实邪，舌苔厚腻明显，此时以四君等甘缓补益之剂，恐助湿生热，更加重气机壅塞。故刻下暂以祛邪为主，待湿化热清、积滞消退之后，再予四君、香砂六君之类健脾扶正。

问难：愿闻先生处方深意。

释难：枳实行气消积，配以山楂、六神曲、莱菔子，擅消一切饮食积滞；苍术、厚朴、茯苓取平胃散之意，配合黄芩、黄连清热化湿；半夏、陈皮和胃降逆，柴胡配黄芩、黄连疏利肝胆，佐以干姜辛开苦降，宣通气机。其中茯苓淡渗利湿，尚能给邪以出路。连翘清热散结，鸡内金消食导滞，并能利胆，郁金加强清热利胆之功。砂仁、蔻仁加强理气消胀。

问难：此方如何加减化裁？

释难：患者如恶心、呕吐，可加吴茱萸、竹茹，前者与方中川黄连配合，以辛开苦降，后者清热止呕；茯苓给邪出路，如药力不足，尚可加用车前子、泽泻、薏苡仁等；热不除，可进一步加山栀；如腹胀明显，可重用消胀理气药，如砂仁、蔻仁增至各6 g，再加用木香、槟榔。

问难：湿邪侵犯三焦，其治疗各有不同，请先生细述。

释难：湿在上焦，宜芳香化湿，以藿香正气散为代表方；湿蕴中焦，以苦温燥湿为主，予平胃散之类；湿阻下焦，应淡渗利湿，用五苓散以利水渗湿。如三焦皆有湿者，则予三仁汤，方中杏仁、蔻仁、薏苡仁，分别清化上、中、下三焦湿邪。

问难：腹痛病证常以白芍柔肝止痛，元胡索活血止痛，本例是否可用？

释难：白芍性质阴柔，患者脾虚不能耐受；刻下腹痛已经缓解，亦不需使用元胡索止痛。

问难：患者舌苔厚腻，湿邪较重，可否予佩兰加强化湿？

释难：佩兰化湿之功，较苍术力量轻，如本方效果欠佳，苔腻不化，可进一步考虑加草果，该药祛湿力强，但性燥伤阴，宜慎用。

问难：胰腺炎治疗除上述方法外，是否还有其他治法？

释难：急性胰腺炎反复发作，胰腺腺泡大量破坏，胰腺外分泌功能不全，可迁延为慢性胰腺炎，发生脂肪泻，血糖升高或糖耐量异常等变化，乃脾虚运化失司，此时宜健脾为主治疗；如慢性胰腺炎有胰腺假性囊肿形成，属气滞血瘀，则要采取活血化瘀治疗，可用血府逐瘀汤。

问难：患者服药有何宜忌？

释难：患者目前脾胃功能尚未恢复，脘腹痞闷，故药宜浓煎，少量频服。

【疗效】患者经中西药结合治疗3周，各项指标已基本恢复。腹痛、腹胀消失，胃纳恢复，大便较通畅，苔腻已化。出院后仍于门诊服用中药治疗，以健脾清化、疏泄肝胆为主。服药5个月，患者诸症悉除。

病案三

某女，20岁。

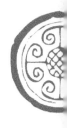

腹

痛

【主诉】左下腹绞痛反复发作3周。

【现病史】患者3周前晚餐进食烧烤,回家吹风扇后,半夜出现左下腹绞痛,伴有胃痛,腹泻1次,大便稀溏,自服小檗碱后泄泻未作,腹痛仍剧,逐渐波及右下腹亦痛。赴上海市南汇区中心医院就诊,予头孢菌素补液治疗略有好转,此后每夜于9~11点左下腹痛发作,拒按,常走窜不定,痛处伴有搏动感,逐夜加重,多次到医院就诊,予得舒特、乳酸菌素、谷肠酰胺、法莫替丁、奥美拉唑等药物治疗无明显好转。1周前又至上海交通大学医学院附属仁济医院(简称仁济医院)急诊,予柳氮磺吡啶治疗后,腹痛略减,为进一步诊治,遂住入曙光医院。患者平素畏寒怕风,饮食寒凉或受冷则胃痛易作,得温热饮食痛减,常有嗳气、腹胀、嘈杂不适,有时中脘灼热,倦怠乏力,面色不华,舌质偏暗,苔白腻,脉细弱。

【诊断】腹痛;胃脘痛。

【辨证】脾胃虚寒,寒凝气滞。

问难:患者素体脾胃虚弱,常因饮食寒凉或受冷则胃痛,有得食痛减的特点,脉象细弱,是否属于中虚脏寒之虚寒性腹痛。

释难:腹痛的辨证,主要根据其病因及疼痛的性质来辨别其寒、热、虚、实,一般而论,拒按属实,喜按属虚,得热痛减为寒,得寒痛减为热,疼痛走窜不定为气滞,疼痛固定不移为血瘀。但临证时往往虚实夹杂,寒热交错,该患者平素畏寒怕风,饮食寒凉或受冷则胃痛,得温热饮食痛减,倦怠乏力,面色不华,脉细弱,辨证为脾胃虚寒,亦可谓之"中虚脏寒",但患者尚有腹部绞痛拒按,走窜不定,辨证应为实痛,寒凝气滞,气机不畅,不通则痛,脾胃虚寒为本,寒凝气滞为标,本虚标实,虚实夹杂。

问难:患者此次发病诱因为进食烧烤,油腻难以消化,刻下舌苔白腻,是否因伤食导致积滞内停之故?

释难:饮食积滞之腹痛多表现为脘腹胀满疼痛,拒按、恶食,嗳腐吞酸,或呕吐酸腐,大便或秘结,或溏泻不爽、泻后痛减等症状,本例患者上述症状并不明显;其病机乃本虚标实,刻下舌苔白腻为脾虚生湿,湿邪内盛的缘故,而非积滞内停所致。

问难:患者舌质偏暗,腹痛常于夜晚发作,是否有瘀血的因素存在?

释难:瘀血的特点是刺痛、入夜加重,痛处固定不移,常触及包块质硬,伴有肌肤甲错,舌质暗,或有瘀点、瘀斑等征象。患者仅有舌质偏暗,而其他征象皆不具备,且腹痛走窜不定,故非瘀血所致。主要是由于感邪较重,体

虚阴寒内盛,阳气郁而不宣所致。

【治法】温中健脾,散寒理气止痛。

【处方】小建中汤合正气天香散加减。

问难:患者畏寒怕风,语声低微,提示肺气虚弱,表卫不和,使用黄芪建中汤或合玉屏风散治疗,是否能得以兼顾?

释难:患者目前尚有寒湿之邪留存,气机未畅,两方中皆有黄芪,过于补益,有导致气机壅滞之弊,目前暂不宜使用。

问难:患者寒凝腹痛明显,附子理中汤、大建中汤等方温里效果更强,本例是否适用?

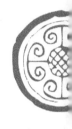

释难:治疗寒凝腹痛有诸多方剂可以选择,如正气天香散、良附丸、附子理中汤、暖肝煎、桂枝乌头汤、大建中汤、小建中汤、黄芪建中汤等。一般寒邪内阻之实证腹痛用良附丸合天香正气散,其中良附丸功能行气疏肝,祛寒止痛,主治肝气或客寒犯胃,兼顾胃痛及腹痛轻证;若少腹拘急冷痛者,乃下焦受寒,厥阴失于疏泄,选用暖肝煎温肝散寒暖肝温肾,疏泄厥阴;腹痛程度更进一步者,腹中冷痛伴手足逆冷,身体疼痛,属内外皆寒,宜乌头桂枝汤散内外之寒。附子理中汤、大建中汤、小建中汤和黄芪建中汤多用于虚寒性腹痛,视其腹痛及虚损的程度选择,小建中汤温中补虚,和里缓急,主治虚劳里急;黄芪建中汤证虚损的程度较小建中汤证为甚,故加甘温益气升阳之黄芪,前证兼见气虚自汗、时时发热者尤宜;若虚寒腹痛见证较重,呕吐、肢冷、脉微者,用大建中汤温中散寒;腹痛自利、肢冷、脉沉迟者,属脾肾阳虚,用附子理中汤温补脾肾。

问难:患者诉其腹痛严重时伴有搏动感,当如何解释?

释难:伴有搏动感考虑为寒凝肝脉,经气拘急之故,当以柔肝为治,如芍药甘草汤。

问难:何谓柔肝?患者既然有肝气不舒的因素,先生为何不予柴胡疏肝散之类疏肝理气?

释难:清代医家叶天士首倡柔肝之说,他在《临证指南医案·卷八》中提出:《黄帝内经》肝病不越三法,"辛散以理肝,酸泄以体肝,甘缓以益肝。宜辛甘润温之补,盖肝为刚脏,必柔以济之。"程门雪先生在《伤寒辨要》中评价:"其用柔字很妙……柔有冲和濡润之旨,不悖肝木养生万物发荣之性,较之用它法相胜远矣。"秦伯未进一步分析:"刚宜制之,使其和畅,故曰柔,曰缓,曰和。但这些治法,大多肝气、肝火不盛,而根本上由于血虚,含调养之意。"(《谦斋医学讲稿》)因而柔肝之法是一种疏养结合的治法,在肝郁不甚,肝火不盛的情况下,能发挥有效的作用。本例患者无明显肝郁表现,不适合疏肝之法,当从柔肝治疗。

问难:患者舌苔白腻,提示体内寒凝湿滞较重,是否可考虑予藿香正气散解表除湿?

释难:目前患者情况适合采用藿香正气散的部分药物治疗,如藿香、苏梗,加强散寒化湿,理气止痛的疗效。

【用药】芍药 30 g　　生甘草 10 g　　肉桂 3 g　　干姜 6 g
　　　　大枣 10 g　　饴糖 10 g^{烊服}　　乌药 10 g　　陈皮 6 g
　　　　制香附 10 g　　防风 10 g　　藿香 10 g　　苏梗 10 g

问难:小建中汤方中以桂枝温阳,先生为何改为肉桂?

释难:患者腹痛属寒凝气滞,肉桂长于温里散寒,桂枝偏于温经通阳,故以肉桂散寒止痛,温通经脉,较桂枝更为适宜。

问难:高良姜、干姜、炮姜三药皆有温中功效,使用时如何选择?

释难:高良姜性味辛热,温中止痛效佳;干姜辛热,偏重于温中化湿,其性"走而不守";炮姜之温里作用较干姜弱,但收涩力强,长于温经止血、止腹痛泻痢,故曰"守而不走"。

问难:方中防风有何作用?

释难:所谓"风能胜湿",患者舌苔白腻,体内寒湿较重,用防风祛湿。

问难:患者曾服用柳氮磺吡啶治疗后腹痛缓解,从西医诊断中是否属于炎症性肠病的范畴?

释难:炎症性肠病包括溃疡性结肠炎和克罗恩病,其表现多以腹痛腹泻、伴有黏液脓血便反复发作为主,通过结肠镜、小肠镜等检查可明确诊断;有些不典型的病例亦有以肠外表现为首发症状,如关节炎、结膜炎等。患者尚应进行内镜检查以确诊。但从发病以来的症状表现上看,仅以腹痛为主,无明显腹泻和黏液脓血便,并不支持炎症性肠病的诊断。

问难:本例的腹痛在西医诊断中可与哪些疾病鉴别?

释难:临床上遇到不明原因的剧烈腹痛,当详问病史、完善体格检查,密切监测血压等生命体征,首先排除妇科、外科的急腹症,如宫外孕、阑尾炎穿孔致急性腹膜炎等情况;并借助放射、超声、内镜等现代医学手段明确疾病诊断。如排除各种器质性疾病,仅见有外周血嗜酸粒细胞异常升高,属过敏性腹痛、肠功能紊乱,中医辨证为肝失疏泄、气机不畅,治宜疏肝柔肝,芍药甘草汤合消风散(曙光医院制剂:由防风、乌梅、甘草组成)治疗,有柔肝止痛、抗过敏的功效,尚可加用紫苏或苏梗,亦有理气止痛、抗过敏作用。该病于腹痛缓解后复查血常规,嗜酸粒细胞比率可恢复正常。

【疗效】患者服7剂后腹痛消失出院,予带药14剂巩固疗效,出院后随访未再复发。

病案四

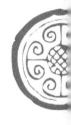

某男,79岁。

【主诉】右下腹反复胀痛3年,加重1个月。

【现病史】患者3年前饮食不慎出现右下腹疼痛反复发作,无明显规律,可自行缓解,有时伴有恶心,呕吐痰涎,纳食减少,于外院做各项检查未见明显异常,2017年9月份曾饮冰冷酸奶1个月,10月3日进食大闸蟹及红烧肉后,当夜即腹胀痛又作,程度较前加重,伴大便溏泻1次,赴仁济医院急诊查腹部B超未见明显异常,予头孢类抗生素治疗5日(具体不详),疼痛略缓解,多食则腹痛又作,数次就诊治疗无明显改善,遂来曙光医院。入院后查肠镜未见明显异常,查腹部CT示胆囊结石,阑尾造影见有粪石。

刻下:右下腹胀痛,喜温喜按,得矢气减轻,多食则加重,伴有恶心、呕吐黏痰,口苦口黏,头晕乏力,手足欠温,纳差,苔薄黄腻,舌质暗,脉小数。

【既往史】有高血压病史近10年,服110降压片治疗。有轻度的慢性支气管炎病史。

【诊断】腹痛。

【辨证】脾虚,痰湿内蕴,气滞寒凝。

问难:患者舌质偏暗、腹痛部位固定在右下腹,且病程较长,是否为气滞日久导致血瘀的腹痛?

释难:气滞日久导致血瘀者,以血属有形,故痛处固定不移,疼痛特点为刺痛,拒按,入夜加重,常伴见肿块、出血、发绀、肌肤甲错、渴不欲饮、脉涩或结代等表现,患者均不具备,瘀血的证据不足。

问难:患者有高血压病史,症见头晕,是否因肝血虚,肝体失柔,肝气横逆犯脾,肝风内动所致?

释难:眩晕之常见病因有风、火、痰、虚几种,并不单单是肝风,本例无明显肝血亏虚,肝体失柔的表现,比如耳鸣目糊、爪甲不荣、夜寐多梦、关节拘急不利、舌淡脉细等,自然不存在肝风内动的基础,而与脾虚清阳不升,脑窍失养有关。

问难:学生认为患者有慢性支气管炎病史,存在肺气虚的基础,肺与大肠相表里,是否会因气虚推动无力致大肠气滞而见腹痛?

释难:肺与大肠相表里,是指肺气的肃降功能有助于大肠传导功能的发挥,反之亦然;此理论一般用于指导腑气不通便秘的治疗,但患者大便通畅,不存在这类病机,其主要症状是腹痛,肺气虚实与腹痛的发生并无密切关系。

问难:患者脏腑定位在于肝经气滞还是由于脾虚运化无力,肠腑气滞?

释难:从腹痛的部位分析,两少腹属于足厥阴肝经的循行部位,患者疼痛位于右下腹,当属肝经气滞,而脾虚运化无力,肠腑气滞不畅,常伴有大肠传导失司导致便秘。患者大便基本正常,其腹胀痛原因不应属于肠腑气滞。

问难:学生认为患者舌苔薄黄腻,口苦口黏,脉小数,皆提示有热象,痰湿内阻已郁而化热?

释难:患者确有痰湿化热的表现,但目前整体表现中热象不甚明显,因其腹痛喜温,手足欠温等症状皆为寒象,发病由于明显的饮食寒凉损伤脾阳为诱因,故而治法仍以温中补虚散寒为主,用药时也要兼顾体内化热的程度,以求药性平衡。

问难:请先生细述辨证要点。

释难:腹痛一病,首辨寒、热、虚、实、气、血,再辨其脏腑所属。从寒热虚实来辨,虚证喜按,实证拒按,饱则痛为实,饥则痛为虚,患者腹痛喜按,且饱食后加重,提示虚实夹杂;平素恶食生冷,饮食喜温,腹痛得温则舒,说明性质属寒;从气血方面辨证,患者疼痛性质以胀痛为主,无明显刺痛、拒按及肌肤甲错表现,故以气滞为主,不属于血瘀,仅见舌质偏暗不足以说明有瘀血。从脏腑辨证,疼痛部位主要在少腹足厥阴肝经循行的部位,为肝气郁滞不畅,另外其病之本乃脾虚运化无力,故本例之病变在肝、脾两脏。

【治法】健脾,化湿祛痰,理气散寒。

【处方】六君子汤、暖肝煎合平胃散加减。

问难：患者素体虚寒，小建中汤、理中汤之类温中补虚，是否更加合适？

释难：小建中汤中有饴糖，有碍中焦气机，患者胃纳较差，服之反而加重，故不太适用；理中汤因有干姜，性较温热，患者已有痰湿化热倾向，使用该方应稍佐以寒凉药物如黄芩之类，兼顾制约温热之性。

问难：暖肝煎主要治疗肝经寒凝，患者感受寒邪因饮食寒凉所致，是否应为寒凝中焦？

释难：寒凝中焦表现为中脘或脐腹冷痛、拒按，患者腹痛以右下腹为主，属肝经所主，可见应为肝脉寒凝气滞所致，但其病之根本乃脾胃虚寒，又有饮食寒凉损伤脾阳，因而中焦虚寒亦存在，治疗亦当温中补虚。

问难：学生认为患者中焦虚寒，少腹胀痛伴有恶心、呕吐痰涎，与《伤寒论》吴茱萸汤证"胃中虚寒，食谷欲呕……厥阴头痛，干呕吐涎沫……"等症状较为符合，是否可用吴茱萸汤治疗？

释难：吴茱萸汤温中补虚，降逆止呕，其证治要点在于呕吐，主病虽有阳明、少阴、厥阴之别，但病机根本为胃中虚寒，浊阴上逆，本例病机乃肝经寒凝气滞，虽有中焦虚寒的基础，但无浊阴上逆的表现，其呕吐黏痰的症状乃患有慢性支气管炎的结果，属肺气上逆所致，非胃内浊阴上泛。故使用吴茱萸汤不十分恰当。

问难：能否用柴胡疏肝散疏肝理气止痛？

释难：柴胡疏肝散以调和肝脾为主旨，方中尚有香附、川芎活血化瘀，和血止痛，从疏肝理气活血的角度讲，本例也可以使用，但其主治为肝气郁结、血脉不和之胁肋疼痛，本例患者以腹痛为主，故而暖肝煎较之更贴合病证。

问难：腹痛一病的治疗从调和肝脾角度考虑能否应用痛泻要方？

释难：痛泻要方的主病是"痛泻"，即腹痛泄泻，由于木旺克土，肝气不舒，脾虚不运，导致腹痛即泻，泻后痛除的病证。本例患者仅为肝经气滞寒凝导致的右下腹胀痛，大便正常，与痛泻要方主治病证不符。因而不适合用该方。

腹
痛

【用药】

党参10 g	苍术15 g	茯苓15 g	半夏10 g
陈皮6 g	肉桂3 g后下	小茴香6 g	乌药6 g
沉香3 g	当归10 g	干姜6 g	黄芩10 g
柴胡10 g	白芍15 g	木香6 g	

问难：暖肝煎中有枸杞，先生为何弃之不用？

释难：暖肝煎中用当归、枸杞意在滋补肝肾之阴血，患者刻下尚无肝肾阴虚之象，故不需使用。当归因其能活血止痛，血瘀、血寒皆可用，虽然患者血瘀表现不明显，但可少量使用活血药物。

问难：槟榔或大腹皮理气消胀止痛效果较好，本例是否适用？

释难：本方已有诸多理气止痛药物，暂时不予槟榔或大腹皮，如服后药未奏效，可考虑加用。

问难：患者肝气不通能否用川楝子泻肝，或用枳壳、枳实理气疏肝？

释难：川楝子苦寒性降，能疏泄肝热，故以证见热象者较为适宜，且其味道难吃，有可能加重患者纳差的症状，因而不考虑使用；枳实或枳壳能行气、宽中、除胀，前者力量较猛，兼有消积、化痰、除痞功效，后者作用缓和，更加适合本例，进一步治疗可考虑加用。

【疗效】患者服药 7 帖，腹胀痛减轻，恶心消失，呕吐痰涎也减，效不更方，予原方续服 14 剂，诸症皆除。

病案五

某女，69 岁。

【主诉】小腹胀痛反复发作 2 年余，中上腹胀痛 1 周。

【现病史】患者于 2007 年 5 月开始，在无明显诱因下出现小腹胀痛反复发作，长期服中药治疗后病情时有反复，并出现腹腔积液，先后于东方医院及曙光医院住院治疗 4 次，多次检查未能明确诊断，仍以门诊服中药维持治疗为主，常用承气汤之类药物（先以生大黄，后用制大黄）通腑导滞，腹泻后腹胀减轻，腹痛反而加重。1 周前患者自觉服中药后又出现中上腹胀痛，伴有泛酸、嗳气，食后加重，得矢气缓解，纳差，乏力，关节酸痛，大便溏薄，再次来曙光医院就诊，收治入院。检查胃镜示：慢性浅表萎缩性胃炎；肠镜示：结肠黑变病，结肠、直肠多发息肉；腹部 B 超示：胆囊壁粗糙，少量腹水；血常规示：红细胞沉降率 100 mm/h；尿常规示：白细胞＋＋＋＋。

刻下：脐周、少腹胀满，左下腹疼痛拒按，得温较舒，嗳气、矢气后略减，入夜刺痛加重，头晕，呕吐涎沫，半身出汗，畏寒怕冷，手足欠温，口甘口黏，二便量少欠畅，舌质暗，苔薄腻，脉小弦。

【既往史】有类风湿性关节炎病史多年,自服药物治疗(具体不详),7～8年来未复发。

【诊断】腹痛。

【辨证】脾气虚弱,运化失司,寒湿内阻,气滞血瘀。

问难:患者半身出汗如何解释?

释难:此属荣卫不和,气血不畅,治当调和荣卫,温通经脉。

问难:患者腹痛既有气滞又有血瘀,以何者为主?

释难:腹痛以气滞为主,且其程度较重,脐周、少腹胀满攻撑;血瘀稍轻,为气滞日久,血行不畅所致,但表现不甚典型,仅见左下腹疼痛固定,拒按,入夜加重,舌质偏暗,并无瘀斑、瘀点,痛处有块,肌肤甲错等瘀血典型表现。

问难:患者病史中曾有服用承气汤类中药经历,每见服药导致腹泻后腹胀减轻,腹痛反而加剧,此为何故? 望先生指点。

释难:患者素体脾虚,平时畏寒怕冷,手足欠温,体质以虚寒为主,病延日久应遵从"治内伤如相"之慢性疾病的治疗法则,补虚祛邪宜缓图之;而承气汤类方药多用于治疗实热病证,如急腹症等急性病,所谓"治外感如将",方中多为峻泻类药物,作用迅猛,只能暂用,不宜久服,宜中病即止;本例患者与之药证相左,却长期使用此类方药,虽然峻泻之后气机暂时得通,但仍未解决根本问题;另一方面久服大黄苦寒伤正,脾气益虚,则泄泻日益加重,后改用制大黄,因其成分中含有鞣酸类物质,久用反而导致便秘,肠腑气机紊乱,故腹痛加剧。

问难:请先生详述病机之要。

释难:患者属本虚标实,本虚为脾虚、气虚,气虚推动无力,脾虚运化失常,清阳不升,浊阴不降,水湿内阻,见头晕、呕吐涎沫、纳差、乏力、腹腔积液、口甘口黏;标实有寒湿、气滞、血瘀,所谓"不通则痛",气虚推动无力可以不通,实邪内阻气机不畅亦可导致不通,本例二者兼而有之。故见腹胀、腹痛,却喜温拒按,得嗳气、矢气略减,及入夜刺痛加重等虚实夹杂的表现。

【治法】健脾益气,祛寒化湿,理气活血。

【处方】香砂六君子汤合真武汤、血府逐瘀汤、乌头桂枝汤加减。

问难:能否用五磨饮子理气通腑止痛?

释难:五磨饮子方中全部为行气破结之品,力猛势峻,一般适宜于体壮

气实而气结较甚之证,本例患者体虚明显,虽气滞较重亦当慎用。如所处方药理气效果不足,可以部分选用该方治疗,加强行气降逆功效。

问难:先生为何选择乌头桂枝汤治疗?

释难:乌头桂枝汤即桂枝汤加乌头,本例应用可有双重功效。患者荣卫不和,半身出汗,桂枝汤擅长调和荣卫;此外患者有类风湿性关节炎病史,乌头祛风湿、散寒止痛,故用该方可散经络之寒。

【用药】党参15 g　茯苓30 g　木香10 g　半夏10 g
陈皮6 g　砂仁3 g后下　柴胡10 g　枳实15 g
白芍15 g　桃仁10 g　红花10 g　带皮槟榔15 g
乌药10 g　桂枝10 g　附子10 g先煎　制川乌10 g
车前子30 g包煎　肉苁蓉20 g　火麻仁15 g

问难:乌药与川乌有何区别? 附子与川乌能否同用?

释难:乌药温中理气,川乌散寒止痛;附子以温中阳为主,主治阳虚内寒,川乌偏于散外寒,且止痛作用较好,二者作用互补。但附子、乌头皆有较强的毒性,使用时要严格遵守药典规范,用量当谨慎,不能长期使用。

问难:猪苓利水与茯苓相近,本例能否使用? 真武汤中白术一药亦能利水,且香砂六君子汤中亦有白术健脾,先生为何不用该药?

释难:猪苓以养阴利水为主,患者病情以阳虚明显,阴虚不著,故不用猪苓。白术虽能健脾利水,但有滞气之弊,患者目前气滞明显,不宜使用。

问难:腹痛的辨证治疗已多次讨论过,除辨寒热虚实、气滞血瘀以及脏腑所属之常法,先生还有何心得?

释难:腹痛一病,与肝脏关系最为密切。所谓"不通则痛",气机不畅是最常见的原因。而肝主疏泄,肝失疏泄即导致气机不畅,故治疗应时刻把握"通则不痛"的治则。有种单纯性腹痛,多见于女性患者,西医病因不明,与情绪密切相关,情绪不佳则腹痛即作,类似于现在的腹痛型肠易激综合征,中医治疗采用柴胡疏肝散或四逆散之类疏肝理气,合芍药甘草汤缓急止痛,常可奏效。另有用辛润通络法治疗腹痛,即用桂枝汤加味,其中桂枝、肉桂一类味辛的药物能疏肝、散肝,配伍芍药之类柔肝滋润,加用路路通等药物通络。还有一种情况,患者腹痛伴有脐周悸动,常见于腹痛型肠易激综合征,亦属肝气失于疏泄所致,因其动之特点乃肝风所主,所谓风善行而数变,故治疗当以疏泄肝气为主,并可加用平肝药物如煅牡蛎、紫贝齿、石决明等。

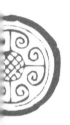

蔡淦中医内科教学查房实录

问难：本方如疗效欠佳，患者腹痛不止，还有什么措施？

释难：可考虑加用《伤寒论》当归四逆汤，加强温经散寒，通脉止痛。其中细辛一药有较强的温中止痛作用。我们曾经收治过一个溃疡性结肠炎的患者，其肠外表现明显，关节疼痛难忍，我们就选用《伤寒论》的乌头汤予以治疗，1剂之后，关节疼痛即止，效果可谓立竿见影。

【疗效】患者服药7剂后，腹痛即明显缓解，遂出院在门诊继续调治，但是患者经反复检查仍未明确病因，故出院后腹痛时有发作，需长期服用中药治疗。

病案六

某女，73岁。

【主诉】左侧腹及下腹反复闷痛1个月余。

【现病史】患者1个月前无明显诱因下出现左侧腹及下腹部反复闷痛，时有刺痛，按压时、平躺或餐后均加重，偶见饥饿时腹痛，伴有口干口苦。于当地医院就诊予口服药物治疗（具体不详）效果不佳，现为进一步诊治，拟"腹痛待查"收治入院。

刻下：左侧腹及下腹闷痛，时有刺痛，口干口苦，喜饮冷水，纳可，夜寐欠安，小便短赤，大便秘结，3～4日一行。苔薄黄腻而干，舌胖质暗，右脉弦，左脉小弦。

【既往史】有高血压病史10年，血压最高150/90 mmHg，每日口服缬沙坦分散片80 mg，硝苯地平缓释片10 mg，2年前患脑梗死每日予拜阿司匹林100 mg治疗，20年前有甲亢史，已愈。

体格检查：腹软，左侧腹及下腹压痛，无肌卫及反跳痛。

辅助检查：

2017年4月18日查肿瘤指标示：CA199 357 u/mL，CA50 138.4 u/mL，CA724 51.89 u/mL，CA125 217.5 u/mL，CA242 64.72 u/mL。

2017年4月18日查上腹部CT平扫示：肠系膜多发小结节，胰腺轮廓模糊伴左侧肾前筋膜增厚，肝周脾周积液，肝多发囊肿，盆腔积液。

2017年4月20日查下腹部CT平扫示：下腹部及盆腔内多发小结节，转移瘤可能，附见胰体部增粗，伴密度轻度减低，胰尾缺如，肝脏多发低密度影。

2017年4月20日查肠镜示：盲肠脂肪沉积。

腹痛

【诊断】腹痛病。

【辨证】湿热蕴结，气滞血瘀。

问难：患者疼痛的部位属于腹痛病范畴吗？

释难：左侧腹痛和下腹痛均属于腹痛病。腹痛的疼痛部位包括胃脘以下、耻骨毛际以上。腹痛需与胃痛相鉴别，胃痛的部位是指心窝以下、脐以上的胃脘部，且胃痛多伴嗳气、吐酸、嘈杂。但必须注意的是，胃和肠相连，胃痛可影响至整个腹痛，反过来腹痛也可影响到胃脘。本病当诊断为腹痛病。

问难：患者存在饥饿时腹痛，是否存在虚痛？

释难：尽管饥时作痛多见于虚痛，但虚证腹痛常痛势绵绵，痛处难以定位；而该患者按压时痛剧，且更多见于餐后疼痛，因此以实证为主。患者的症状可能有很多，医者需明辨主次、抓住核心问题，而不一定需要面面俱到。

问难：应如何具体辨证，是否湿热与气滞血瘀兼具？

释难：口干口苦，苔薄黄腻，均为湿热的主要表现；腹部闷痛、脉弦提示气滞；腹部刺痛、舌质暗为血瘀。辨证为湿热蕴结、气滞血瘀无疑，属实证范畴。

【治法】清热化湿通腑，理气化瘀。

【处方】大柴胡汤和血府逐瘀汤加减。

问难：是否可使用少腹逐瘀汤？

释难：少腹逐瘀汤中有小茴香、干姜、官桂等温经之药，药性偏热，本证属湿热，故不适合。此外少腹逐瘀汤的功效以温经祛瘀止痛为主。

问难：大柴胡汤为何适合本案？

释难：大柴胡汤针对少阳阳明同病，功效以和解清热为主、兼以泻下。《医方解集·表里之剂》云："少阳固不可下，然兼阳明腑证则当下。"从患者腹痛部位及表现，本案可属少阳阳明同病。本方适用于急性胰腺炎、胆石症等证属少阳阳明合病者。

问难：血府逐瘀汤如何并用行气与活血之法？

释难：血府逐瘀汤活血药与行气药相伍，既行血分瘀滞，又解气分郁结；祛瘀与养血同施，则活血而无耗血之虑，行气又无伤阴之弊。

【用药】柴胡 9 g　　枳实 18 g　　赤芍 15 g　　白芍 15 g

　　　　生甘草 6 g　　桃仁 9 g　　红花 9 g　　当归 10 g

　　　　生地黄 15 g　　厚朴 9 g　　生大黄 9 g　　半夏 9 g

黄芩 9 g　　　桔梗 6 g　　　川牛膝 15 g　　　白花蛇舌草 30 g

蒲公英 30 g　　　莪术 15 g

问难：愿闻老师处方深意。

释难：柴胡、黄芩和解清热，大黄、枳实内泻阳明热结，行气消痞；芍药缓急止痛；半夏和胃降逆；桃仁破血行滞而润燥，莪术破血化瘀；红花、川芎、赤芍活血祛瘀以止痛；牛膝活血通经，祛瘀止痛，引血下行；生地黄、当归养血活血；桔梗、枳壳，一升一降而行气，桔梗兼可载药上行；柴胡疏肝而升达清阳；予白花蛇舌草、蒲公英增强清热利湿之功。

【疗效】患者服药 3 剂，大便较前通畅，腹痛发作较前减少。经明确诊断胰腺癌后，转外院手术治疗。

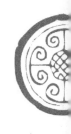

腹
痛

痢　疾

病案一

某女,50岁。

【主诉】痢下赤白脓血伴腹痛、里急后重反复发作 5 年,近半个月又作。

【现病史】患者既往有溃疡性结肠炎 5 年,腹痛、里急后重及痢下赤白脓血反复发作。半个月前过食肥甘,痢下赤白脓血又作,每日行 8～9 次。经服用柳氮磺胺吡啶治疗,症情减轻。刻下:大便每日行 4～5 次,黏液较多,便血消失,腹痛明显,里急后重。经汛半载未至,潮热、盗汗,口干不欲多饮,夜寐欠安。舌胖,质暗红,苔白腻,脉沉弦。

【诊断】痢疾(休息痢)。

【辨证】脾虚,湿阻化热,蕴结大肠。

问难:学生认为湿热蕴结者多见舌苔黄腻,今患者苔白腻,先生如何辨为湿阻化热?

释难:张景岳谓"凡治痢疾,最当查虚实,辨寒热"。初痢多实,久痢多虚,反复发作之休息痢,多见本虚标实证。患者久痢伤正,脾气亏虚,水谷不化,湿浊内生,饮食肥甘则助湿生热,湿热蕴结肠腑,气机受阻,故腹痛明显、里急后重;热伤肠络,气血瘀滞,化为脓血,则痢下赤白,虽舌苔白腻,乃化热较轻,湿重于热之故。

问难:患者口干、盗汗,是否因久痢伤阴,变生为阴虚痢?

释难：阴虚痢应有下鲜血黏稠，脐腹灼痛，舌红少苔或光红乏津，脉细等征象。患者虽口干却不欲多饮，舌质偏暗，舌苔反腻；其病虽经久难愈，但伤阴并不明显。故口干为湿热内蕴所致。患者痢疾时发时止，正虚邪恋，本虚标实，当属休息痢。

问难：既非阴虚内热，潮热、盗汗当如何解释？

释难：患者年过七七，天癸已竭，潮热、盗汗乃冲任亏虚，阴阳失调之故。

【治法】健脾燥湿清肠，佐以调气行血。

【处方】参苓白术散合连理汤加减。

问难：湿热痢多用芍药汤治疗，并以调气行血为主，患者既有湿热病机存在，先生为何不用该方而立此法为辅？

释难：芍药汤配伍特点以调气行血为主，针对气血瘀滞的赤白痢而设，意在治其致痢之本，且其药物性多寒凉，治疗湿热痢，以清热为主；本例患者痢疾经久不愈，正虚明显，且目前便血已止，白痢为主，湿重于热，故当以健脾化湿为重，佐以清热、调气行血。

问难：藿香正气散以化湿为主，在此是否可用？

释难：该方治证偏重于上、中二焦，用于外感风寒，内伤湿滞者较为适合。

问难：参苓白术散与归脾汤药物组成相近，患者潮热盗汗，夜寐欠安，可否选用后者治疗？

释难：归脾汤适用于心脾两虚证，其盗汗、失眠等症乃血不养心所致，患者心血虚表现不明显，故不适合；参苓白术散则力专于健脾渗湿止泻，患者目前脾虚湿盛，此方较宜。

问难：患者既然存在阴阳失调，是否可予以调和阴阳？

释难：患者急需解决的问题是腹痛里急，黏液便，而潮热、盗汗等阴阳失调表现非主要矛盾，故治疗时当分轻重缓急，宜分步处理。

问难：休息痢既为久痢正虚，能否以桃花汤、真人养脏汤之类方药固涩止痢？

释难：患者虽为久痢，但时发时止，非为下痢滑脱不禁；且其体内尚有湿热余邪，不宜温中固涩，以免闭门留寇。如属脾肾阳虚，下痢无度者，可考虑以之温中涩肠固脱。

【用药】党参 15 g　　　　苍术 10 g　　　　白术 10 g　　　　茯苓 15 g

生甘草6g	川黄连3g	扁豆衣10g	炮姜6g
生薏苡仁15g	山药15g	凤尾草15g	白芷6g
椿根皮15g	木香6g	赤芍15g	白芍15g
乌药6g	马齿苋15g	红花10g	

问难：患者有湿热内蕴，先生缘何不用黄芩、黄柏之类清热燥湿？

释难：其药性过于苦寒，患者以湿邪为主，热象不重，脾虚明显，故不宜使用。

问难：马齿苋、凤尾草二药性亦寒凉，是否有伤正之虞？

释难：二药之特点在于性寒而不伤正。因其皆能清热燥湿，凉血止痢，临床多用以治疗湿热痢。

问难：乌药性温，是否不利于清利湿热？

释难：此仿驻车丸中黄连、干姜寒温并用，乃反佐之意。以乌药之温，制约马齿苋、凤尾草之寒；并以红花之温，制约赤白芍之凉。且患者腹痛明显，乌药擅能调气止痛，堪为适用。

问难：白扁豆与扁豆衣作用有何不同？

释难：两者作用相当，但白扁豆有可能导致胀气，故以扁豆衣替代。

问难：椿根皮多用来燥湿止带，白芷素以祛风解表、止头痛为用，此处是何用意？

释难：椿根皮虽为妇科常药，白芷亦于外感病所取，但二药皆有除湿之效，故用以加强化湿之力。

问难：本例可否加用凉血止血药？

释难：患者目前以痢下黏冻为主，便血已止，故暂时不宜用凉血止血药。如病情加重，见便脓血者，可加用地榆、侧柏叶等；此外活血止血之三七亦可考虑。

【疗效】患者服药后腹痛减轻，里急后重消失，大便黏液也除，余症均减。续服14剂巩固疗效，遂出院于门诊服中药继续调治。1年后柳氮磺胺吡啶逐渐减停，随访至今，未再复发。

病案二

某女，74岁。

【主诉】腹痛腹泻反复发作 3 年,脓血便 7 天。

【现病史】近 3 年来反复腹痛腹泻,每日大便 2～3 次,圊前腹痛,便后痛除。7 日前进食饮料、油腻后左侧少腹疼痛,夜间痢下赤白脓血 3～4 次,里急后重,腹胀肠鸣,口渴引饮而饮水量不多。曙光医院门诊查血常规示:白细胞计数 $11.5\times10^9/L$,中性粒细胞比率 74％;肠镜示溃疡性结肠炎。舌体胖,质暗红,苔薄黄腻,脉弦滑数。

【诊断】痢疾(湿热痢)。

【辨证】脾虚,湿热下注大肠,气滞血瘀。

问难:痢疾之病名,中西医皆有,区别何在?

释难:西医学中痢疾一病属于传染病的范畴,其诊断需要以实验室检验为依据,即大便中检出痢疾杆菌或阿米巴原虫,一旦其诊断成立应立即进行传染病传报。而中医病证的痢疾包括的范围较为广泛,并非仅仅局限于西医学具有传染性的痢疾如细菌性痢疾、阿米巴痢疾;还包含西医学中溃疡性结肠炎、克罗恩病等疾病。中医痢疾只要符合"腹痛、里急后重、下痢赤白脓血"这三个症状即可诊断,此外肠道恶性肿瘤、放射性肠炎的患者亦常见到腹痛、腹泻、里急后重、黏液脓血便等症状。

问难:患者发病由来已久,虚实错杂,如何明辨之?

释难:患者因饮食生冷肥甘,酿生湿热,湿热蕴结肠腑为主要病机,具体表现于腹痛、里急后重,痢下赤白,舌苔黄腻,脉弦滑数,口渴引饮而饮量不多;结合血常规检查,白细胞计数、中性粒细胞比率的升高,也属于中医湿热表现。患者病程长,脾气亏虚,表现为舌胖,乏力,腹胀,泄泻反复发作;因而属本虚标实证,脾虚为本,湿热为标。久病入络,气滞血瘀,而见舌质暗的表现。综合以上,病机为脾虚,湿热蕴结肠道,气滞血瘀。

【治法】健脾清肠,佐以调气行血。

【处方】四君子汤合芍药汤加减。

问难:白头翁汤亦主治热痢,能否用于本例?

释难:白头翁汤偏重于清热解毒,主治以赤痢属热为主,乃热毒深陷血分;而芍药汤主治痢下赤白之湿热痢,因肠腑气血瘀滞而成,故重在调气行血,气血并治。患者目前并无"毒"的症状,故应根据湿热内蕴的辨证而采用清热化湿,兼以健脾理气化瘀。刘河间提出治痢总则为"调气则后重自除,行血则便脓自愈",与西医抗菌、祛除寄生虫的思路不同。我们不能混淆中

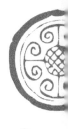

痢

疾

西医学中的痢疾的概念,不加辨证便使用清热解毒之法。

问难:如何从中西医结合的角度理解本病的辨证治疗?

释难:根据患者的病史、主症、实验室检查及肠镜结果,西医诊断为溃疡性结肠炎,该病最初与克罗恩病统称为炎症性肠病,是一种慢性非特异性结肠炎症;病因未明,认为与机体免疫调节异常有关,属全身性疾病;而免疫功能的低下,中医现代研究认为与脾虚有关,所谓正虚宜补,因而不能单纯的清湿热,往往加以健脾益气扶正治疗。

【用药】炒白术 15 g　　炒白芍 15 g　　炒党参 10 g　　茯苓 15 g
　　　　生甘草 6 g　　　黄芩 9 g　　　　川黄连 3 g　　　木香 6 g
　　　　地榆 12 g　　　　吴茱萸 2 g　　　焦山楂 15 g　　六神曲 15 g
　　　　生薏苡仁 15 g　苍术 10 g

问难:愿闻处方深意。

释难:党参、白术、茯苓、甘草四君,能健脾益气助运,固本扶正以杜内湿之源。黄芩、黄连之苦寒清热燥湿;白芍合甘草酸甘化阴,并能解痉止痛;吴茱萸配川黄连辛开苦降兼以制酸,可制芩连之寒;加焦山楂、六神曲消食导滞,苍术、生薏苡仁化湿,地榆清热止血。脘腹胀满不适,以木香调气畅中。此外尚可适当加一些活血药,如少腹逐瘀汤中的蒲黄、五灵脂(失笑散),化瘀止痛;但不可用血府逐瘀汤之桃仁,因其有润肠之弊。

问难:余闻治痢之法有通因通用,先生因何舍大黄不用?

释难:所谓通因通用,为治痢之初起,邪毒积滞蕴结肠间,乃以大黄荡涤邪滞。本例患者属慢性迁延发作,且脾虚明显,大黄过于苦寒不宜使用,否则重伤脾胃之气,悔之晚矣。

问难:芍药汤中槟榔、当归两味药同样具有调气、行血的作用,为何不用?

释难:槟榔破气作用过重不宜使用;当归虽善活血但能滑肠,且气辛散因而不用。

【疗效】患者服药后大便再无脓血,腹痛消失,里急后重也除,舌苔仍旧黄腻,肠腑湿热未尽,原方加草果 6 g,续服 14 剂,腹胀肠鸣未作,舌苔较化。仍予原方加减调治逾 5 个月,诸症悉除。复查肠镜示:结肠黏膜溃疡愈合。

病案三

某女,53 岁。

【主诉】便血 1 日。

【现病史】患者上周五晚在外饮食不慎,回家又食用冰镇西瓜,次日凌晨觉恶心欲吐,腹部绞痛,里急后重,排便 2 次,伴有暗红色鲜血及黏液,来曙光医院急诊查血常规示:白细胞计数 $6.5×10^9/L$,中性粒细胞比率 84.4%,血红蛋白 130 g/L,大便隐血++++。予抗感染、抑酸护胃、止血等治疗并收入病房。入院以来大便每日一次,伴有少量暗红色鲜血,肛门灼痛,恶心,恶寒发热,苔薄白腻,舌质淡红,脉小弦。肛肠科会诊结果:内痔出血活动期。

【既往史】1989 年有十二指肠壶腹部溃疡出血、黑便病史,2007 年于瑞金医院复查胃镜示溃疡已愈合。有习惯性便秘病史,平素大便干结伴有黏液。有混合痔病史及反复尿路感染病史。

【诊断】痢疾;便血,近血。

【辨证】湿热蕴结肠道,络损血溢。

痢

疾

问难:患者既往有十二指肠壶腹部溃疡出血、黑便病史,此次便血是否有旧病复发的可能,应当为远血?

释难:远血与近血根据血色可以明确区分:便血鲜红者其来近,血色紫黯者其来远。古代医家又依据近血之血色清浊而立肠风、脏毒之名,前者血清而色鲜,常见于痔疮出血,后者浊而色黯,可包括溃疡性结肠炎、肠道肿瘤、细菌性痢疾、阿米巴痢疾等多种疾病。患者便鲜血,当属近血,其血色暗红而伴有黏液,又存在痔疮出血,因而肠风、脏毒皆存。患者虽有十二指肠壶腹部溃疡出血、黑便的病史,但 2007 年复查胃镜时示溃疡已愈合,两年来亦未再发胃痛、泛酸、嘈杂等不适症状,因而可排除旧病复发。况且十二指肠壶腹部溃疡出血多表现为黑便,属于远血的范畴。

问难:湿热内蕴多表现为口干不欲饮水、舌红苔黄腻、脉滑数,患者舌质淡红、苔薄白腻、脉小弦,反而提示脾胃虚寒,气血亏虚,便血发生是否为脾不统血、气虚失摄之故?

释难:患者虽然无口干不欲饮水、舌质红、苔黄腻、脉滑数等典型的湿热表现,但便血伴有黏液、肛门灼热、腹痛、里急后重等,皆为肠道湿热的症状;由于便血后暂时气血亏虚,一时荣养不足,舌脉亦可表现出失荣之象,故而湿热征象不典型。脾不统血、气虚失摄之便血,多见于远血,血色紫黯,甚则为黑便,常伴有典型的虚寒表现,如面色不华、神倦懒言、便溏、腹隐痛、喜热饮、舌淡、脉细等,患者皆不具备。

问难:患者素体脾虚,因饮食不慎致腹泻、便血,伴有圊前腹痛,泻后痛减,正如吴鹤皋云"泻责之于脾,痛责之于肝",学生认为其病机当为脾虚肝旺,肝脾不和?

释难:脾虚肝旺,肝脾不和所致的圊前腹痛,泻后痛减多见于泄泻病,患者不能诊断为泄泻,由于其发病前有饮食不节史,起病症见恶寒发热,腹痛,里急后重,尤其大便伴有暗红色鲜血及少量黏液,因而符合痢疾的诊断;中医痢疾不能与西医痢疾相混淆,后者属传染性疾病,大便中应找到阿米巴原虫或培养出痢疾杆菌方能确诊,中医痢疾只需符合腹痛、里急后重、便下脓血的表现即可诊断,可包括溃疡性结肠炎、克罗恩病、肠道肿瘤、西医痢疾等多种疾病,未必都具有传染性。本例中患者有圊前腹痛,泻后痛减的表现主要是因为湿热蕴结肠道,肠腑气机受阻的缘故,气机不畅,不通则痛;泻后部分湿热可随大便而泄,气机暂时恢复,故而腹痛减轻。

【治法】清利肠道湿热,佐以凉血止血。

【处方】芍药汤合槐角丸加减。

问难:芍药汤一方即可调气行血治疗湿热痢,先生为何不单独用本方治疗?

释难:张洁古芍药汤专于治疗湿热痢疾,能理气行血,以消除便脓血及里急后重等症状,但其止血作用不足,患者目前尚合并内痔出血活动期,乃由风热邪毒下注所致,还需加用疏风、止血治疗。槐角丸出自《丹溪心法》,方中除有地榆、槐角凉血止血外,尚有防风、枳壳、当归疏风利气、活血止痛,用于本例颇为适合。

问难:地榆散和槐角丸均可治疗便血,本例为何选用后者?

释难:地榆散以地榆、茜草凉血止血,栀子、黄芩、黄连清热燥湿,泻火解毒,茯苓淡渗利湿,此方清热化湿之力较强;芍药汤中已有黄芩、黄连、制川大黄,清热燥湿之力足矣,不需再加强。

方药:赤芍 15 g   白芍 15 g   当归 10 g   生甘草 6 g

       枳实 9 g   木香 6 g   槐角 15 g   制大黄 9 g

地榆 12 g　　　　黄芩 9 g　　　　黄连 3 g　　　　荆芥炭 9 g

　　问难：芍药汤中用槟榔有通因通用之效,先生为何不予该药?

　　释难：患者素体脾虚,不宜过用通利药物,本方中枳实、制大黄皆可行气导滞泄热,再加槟榔恐重伤脾气,腹泻不止,故弃之不用。

　　问难：可否加炒蒲黄止血而不留瘀,或白及收敛止血?

　　释难：蒲黄生用一药多效,止血而兼能活血化瘀,有止血而不留瘀的特点,炒炭则性专收涩,收敛止血;白及味涩,收敛止血作用较强,二药目前皆不宜使用。

　　问难：荆芥炭亦有收敛止血的作用,先生为何选用该药?

　　释难：患者目前便血既有肠风,又存在脏毒,从病机分析,皆为风热或湿毒壅遏于肠胃血分所致,故以荆芥炭疏散风邪,并入血分而止血。

　　问难：先生常以马齿苋、凤尾草等药清利湿热,本例能否使用?

　　释难：方中黄芩、黄连、制大黄等苦寒药物已经足够,无需再加马齿苋、凤尾草。

　　【疗效】患者服药 7 剂后,便血基本消失,余症也减。查肠镜提示：结肠黏膜散在小溃疡,仍予原方 14 剂巩固疗效,配合西药美沙拉嗪缓释颗粒剂口服。症情好转出院。

痢

疾

病案四

某男,38 岁。

【主诉】反复黏液脓血便 2 年余。

【现病史】患者于 2008 年年初在无明显诱因下出现大便带有少量鲜血,继而出现少量黏液脓血便,伴有矢气较多,同年 3 月病情加重,每日便脓血 2 次,5 月赴华中科技大学同济医学院附属协和医院就诊,查肠镜：结肠黏膜炎症改变,诊断为溃疡性结肠炎,予美沙拉嗪缓释颗粒剂每日 4 g 口服,抗生素及营养支持治疗,2 周后黏液脓血便基本消失,美沙拉嗪缓释颗粒剂口服 2 个月后减为每日 1.5 g 维持。2008 年 8 月因与家人吵架后休息不佳导致病情复发,及 2009 年 8 月进食酸奶后再次发作,每次自行将美沙拉嗪缓释颗粒剂加量至每日 4 g,口服 2 周后即又缓解。症情缓解后美沙拉嗪缓释颗粒剂仍以每日 1.5 g 维持,今年以来,患者较为劳累,5 月开始黏液脓血便再次出现,大便每日 3～4 次,伴有左下腹隐痛,便后缓解。患者又将美沙拉嗪缓释颗粒剂加量至每日 4 g,效果不佳,近 20 日患者脓血便继续加重,每日 5～6 次,伴轻度里急后重,为求进一步治疗,患者来曙光医院就诊,收入病房。住院 13 日,经激素干预 6 日,及每日服用美沙拉嗪缓释颗粒剂 4 g 诱导缓解,配合中药灌肠,目前患者大便脓血减少。

刻下:大便每日 2 次,成形,伴有少量黏液,鲜血,平素怕冷,喜饮凉水,舌质红,苔薄,有裂纹,脉平。

【诊断】痢疾,休息痢。

【辨证】脾虚,肠腑有热。

问难:休息痢多见于下痢日久,正虚邪恋的情况,患者虽然病情时有反复,但体质较为壮实,其目前仍有便脓血,舌质红,是否属于湿热痢?

释难:湿热痢的典型表现为腹痛,里急后重,下痢赤白相兼,肛门灼热,小便短赤,舌红苔黄腻,脉滑数。患者仅表现为舌红,喜饮凉水,便脓血基本消失,赤多白少,提示肠腑热邪留恋为主,湿邪不甚明显,因而不符合湿热痢的诊断。

问难:患者平素怕冷,又有脾虚基础,便血的病机是否为脾阳虚,脾不统血?

释难:脾阳虚的寒象不仅仅为畏寒怕冷,还应该有腹痛喜温喜按,大便溏薄清稀等,由于阳虚阴盛,寒从中生,当喜热饮,患者反而喜冷饮,因而不符合脾阳虚表现。此外,脾不统血常导致便血远血,以黑便为特点,本例大便带有鲜血,出血部位在结肠,属于近血。

问难:患者诸症皆不典型,当如何辨证?

释难:由于患者每次发病都及时使用大量西药治疗,症状很快缓解,从而导致病证表现均不太明显,因此辨证应与辨病结合,患者西医诊断为溃疡性结肠炎,属于中医痢疾范畴,病机当遵从清·叶天士“脏阴有寒,腑阳有热”理论,即脾气虚寒为本,大肠湿热为标,寒热虚实错杂;由于病情迁延日久,反复发作,“久病入络”,肠络瘀滞,常导致气虚、血瘀、湿热、气滞相互影响。故结合本例的病情,病机以脾气亏虚为本,肠腑郁热为标。

问难:患者发病有情绪因素,其病机是否属肝气乘脾?

释难:患者几乎每次发病都与饮食生冷或过于劳累有关,因脾气素虚,加之饮食劳倦所伤,导致本病不断复发,虽然有一次的诱因有与家人吵架生气,但患者诉吵架后因一夜未眠,休息欠佳,而再次发病,可见此次复发的原因还是与劳倦密切相关,而非肝气乘脾。

【治法】健脾为主,佐以清肠。

【处方】四君子汤、参苓白术散合葛根芩连汤加味。

问难:中医痢疾的治疗有一"调气、行血"的原则,本例为何皆未应用?

释难:刘河间指出痢疾的治疗应注重"调气则后重自除,行血则便脓自愈",患者如果症状表现存在里急后重,则考虑肠腑气滞,可使用木香、槟榔之类行气药;如有便脓血症状,提示气血凝滞,肠腑脂膜及血络受损,当用赤芍、当归、丹参等活血药物,即调气行血法。但本例症状皆不典型,腹痛、里急后重几乎都不存在,而便血也已基本消失,因此不可套用这一原则。

问难:黄土汤可否应用?

释难:黄土汤温阳健脾,养血止血,主治脾阳不足,中焦虚寒之脾不统血证,便血一般以黑便、远血为主,本例虽有脾气亏虚,却未至损及脾阳,便血属近血,乃热伤肠络之故,黄土汤中以附子温阳、灶心土温中止血,反而有助热之弊,故该方药不对证。

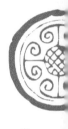

问难:本例能否使用二至丸?

释难:二至丸组成即女贞子、旱莲草,能补益肝肾,兼凉血止血,其现代药理研究显示具有调节免疫功能的作用,因而在便血较为明显时,可以考虑使用该方以补益肝肾,调节免疫。

问难:补中益气汤具有补益中气、升提的作用,所谓"陷者升之",治疗便血是否有效?

释难:补中益气汤针对治疗中气下陷证,乃脾气亏虚,升举无力而反下陷所表现的证候,多由脾气虚进一步发展,或久泄久痢,或劳累过度所致。其证以脾气虚证和内脏下垂为要点,证见脘腹坠胀,便意频数,肛门重坠;或久泻久痢甚或脱肛,或子宫下垂,或小便浑浊如米泔;伴少气乏力,肢体倦怠,声低懒言,头晕目眩。舌淡苔白,脉弱。本例虽然也有脾气亏虚,但未见升举无力,中气下陷的表现,便血也并非因脾气虚、统血无力所致,而是肠中湿热之邪壅滞气血,损伤血络之故,所以补中益气汤中补益脾气的药物可以采用,升提药则无使用指征。

【用药】生黄芪30 g　　太子参15 g　　炒白术15 g　　茯苓15 g

生甘草6 g　　葛根15 g　　黄芩15 g　　黄连6 g

马齿苋 15 g　　凤尾草 15 g　　山药 15 g

问难：患者并无气虚表现，方中为何用黄芪？

释难：黄芪具有健脾的功效，现代药理研究表明可以调节免疫功能，目前普遍运用于多学科，而且生黄芪尚有良好的托毒生肌功效，对本病结肠溃疡的愈合尤为适用。

问难：本例为何用生甘草？

释难：甘草健脾，亦可调节免疫，该药成分含有甘草酸和甘草次酸，具有糖皮质激素样作用，有利于本病炎症的消退，从中医药性解释，生用可清火解毒，炙用能补中缓急，患者病机属肠中有热邪，故生用更为适合。

问难：本例可否用参三七化瘀止血？

释难：参三七的药效首先是化瘀止血，具有止血而不留瘀的特点，常用于出血较明显者，患者目前仅少量出血，而且正在配合中药灌肠治疗，所用药物亦包含地榆、侧柏叶、白及等止血药物，不必使用三七。

问难：蒲公英具有清热解毒利湿的作用，本例能否使用？

释难：蒲公英具有缓泻作用，能使大便次数增多，一般不用于清肠内热邪，而多用于胃中热邪。清肠中热邪常用马齿苋、凤尾草、秦皮等。但患者热象不重，可适当选用。

问难：先生分析病机属脾虚，肠内有热，而湿邪并不明显，为何处方中还要应用马齿苋、凤尾草这两味清热利湿药物？

释难：我们已经讲过本例由于治疗过程中西药美沙拉嗪缓释颗粒剂以及激素的反复应用，使得症状极为不典型，辨证几乎无所依据，因而可以结合辨病及肠镜检查结果来辨证。溃疡性结肠炎的镜下表现为黏膜炎症以及溃疡形成，辨证多为湿热下注大肠所致，故可予马齿苋、凤尾草治疗。

问难：如患者阴虚明显可否加用养阴药如麦冬、沙参、天花粉之类？

释难：上述药物皆能使大便次数增多，不予考虑，石斛养阴厚肠较为适合。

【疗效】患者服药 7 剂后大便脓血消失，续服 14 剂后，激素减量，美沙拉嗪缓释颗粒剂每日 4 g 诱导缓解，症情稳定。

内科癌病

某男，66岁。

【主诉】胃癌术后，中脘、少腹作胀、隐痛20日。

【现病史】患者于2005年1月出现呕血伴黑便，赴上海市长宁区中心医院检查原因未明，遂于同年5月行剖腹探查，诊断为胃癌，予以胃大部切除手术；术后化疗5次，继服中药治疗。2008年8月因贫血（血红蛋白65 g/L）反复住院，输血治疗无效，进一步检查发现残胃癌、脾脏转移。2009年4月在曙光医院西医外科行全胃、全脾、胰尾切除手术。术后中脘、少腹作胀，多食尤甚，得矢气较舒，饥饿时隐痛，伴乏力、纳差、口苦，自汗盗汗，口干引饮，喜饮凉水。平素怕热，常有低热，大便不成形，量少，夜尿频多。舌质光红，脉弦。

【既往史】有高血压病史多年。饮酒、吸烟史30年。

【诊断】内科癌病；胃痞。

【辨证】胃阴耗伤，脾气亏虚，瘀热内蕴，气机不畅。

问难：患者年老体弱，又承受两次胃癌手术，术后贫血、乏力、纳差，气阴两虚，是否可诊断为虚劳？

释难：患者虽有诸虚的表现，但尚未达到脏腑亏损的程度，虚劳的诊断范围较大，其病变过程一般先由一脏的气血阴阳亏损，渐至累及他脏，终成五脏六腑皆损，而本例主要是脾气亏虚，胃阴耗伤，尚未导致其他脏腑虚损。此外，目前患者并非单纯虚证，还有瘀滞化热等实邪存在，属于本虚标实，虚实夹杂，而且脏腑定位明确，诊断内科癌病、胃痞。

问难：患者年逾花甲，当有肝肾不足，又见夜尿频多，口干、盗汗，是否

属于肾阴、肾阳亏虚？另外患者胃癌手术后曾中度贫血,可否辨为血虚?

释难:血虚当有面色㿠白、唇甲色淡、心悸不宁、夜寐不安、舌淡、脉细等表现,患者皆不具备;肾阴亏虚常见腰酸膝软、眩晕耳鸣、失眠多梦,以及潮热盗汗、咽干颧红、舌红少津等阴虚内热征象,患者目前仅有阴虚内热表现,而肾病的主要症状并不明显;夜尿频多虽属于肾气不固,但肾阳虚当有畏寒怕冷、腰膝酸软,或久泄不止,或水肿等症状,患者均未见,仅凭夜尿频多不能辨为肾阳虚。

问难:请先生细述病机。

释难:患者久患胃癌,两次手术,气阴耗伤,主要为脾气亏虚、胃阴耗伤,故纳运失司,症见中脘、少腹作胀,多食尤甚,饥饿时隐痛,纳差,大便不成形,量少,乏力;术后多有留瘀,瘀血内存常阻碍气机,瘀阻气滞,故腹胀得矢气较舒;瘀滞化热,气阴益伤,气虚则自汗,阴虚内热,而致盗汗、口干引饮,喜饮凉水,常有低热;舌质光红,乃胃阴耗伤之象。

问难:患者口苦、少腹作胀,又有胃癌病史,是否存在肝郁的病机?

释难:口苦的症状并非都见于肝郁,瘀热内蕴、气机不畅,亦可有口苦。患者虽身患恶性肿瘤,尚无明显精神抑郁表现,情绪较为乐观,因而目前肝郁的病机并不存在。

【治法】养胃健脾,化瘀清热,理气畅中。

【处方】沙参麦冬汤合血府逐瘀汤加减。

问难:血府逐瘀汤组成中内含四逆散,该方有疏肝解郁的功效,患者既无肝郁病机,为何还用此方治疗?

释难:腹部手术后患者多见腹胀、二便不畅等症状,从经络辨证讲属于肝气失于疏泄所致,是因为足厥阴肝经循行的部位绕阴器,循行于少腹部,因而治疗时多参以疏肝理气。

问难:患者平素怕热,并时常有低热,是否可用补中益气汤甘温除热,或考虑以竹叶石膏汤养阴清热治疗?此外,患者存在气阴两虚、阴虚内热,生脉散、左归丸、六味地黄丸之类方药是否可用?

释难:患者虽有气阴两虚,但以胃阴虚为主,脾气虚次之,治疗当偏重于养胃阴,兼以健脾气,且瘀热内蕴,不宜用甘温药物,故补中益气汤不适合本例。石膏大寒,其清热功效常用治外感热病,竹叶石膏汤即适于伤寒、温热、暑病之后,余热未清者;有胃病的患者应尽量避免使用石膏,如确需使用则用量务必要轻,而在外感病中常无禁忌,且用量宜大;本例中如甘寒养阴清热无效,可考虑进一步使用竹叶、连翘等药物以清内热。生脉散虽能益气养阴,但偏重于养心阴;而左归、六味丸之类偏重于补肾阴,对于本例均不相宜。

【用药】北沙参 15 g　　太子参 30 g　　石斛 15 g　　天花粉 10 g

　　　　黄精 15 g　　　生地黄 15 g　　桃仁 10 g　　赤芍 15 g

　　　　丹参 10 g　　　莪术 15 g　　　柴胡 10 g　　枳壳 15 g

　　　　桔梗 6 g　　　　川牛膝 15 g　　佛手 10 g　　香橼皮 10 g

问难:本例治疗用药有何注意点?请先生明示。

释难:首先,患者因患胃癌,全胃切除术后,脾气亏虚,胃阴耗伤,虽有瘀热内蕴,养阴清热当少用苦寒药物,而以甘寒养阴为主,目前抗癌中药多清热解毒药物,苦寒败胃易伤正气,切勿滥用;其次,活血化瘀药应选用凉性药物,不宜辛温,故血府逐瘀汤中虽有川芎、当归、红花,性皆偏温而未选用,代以生地黄、赤芍、丹参等性凉药物则较为适宜;再者,选择理气药要时刻注意顾护阴液,如木香、香附之类较香燥,当选用佛手、香橼皮、绿萼梅等理气而不伤阴的药物,木蝴蝶一药目前多用于利咽,其实该药亦有较好的疏肝理气功效,且无伤阴之弊,国医大师张镜人教授治疗胃病时常用此药,每获良效。

问难:莪术亦属于辛温的活血药,本例为何还要使用?

释难:莪术一药具有破血祛瘀,消癥散结的功效。现代药理研究表明,其有效成分榄香烯具抗癌作用,多用于肿瘤患者,此处去性存用。

问难:麦冬甘寒而长于养胃阴,又是沙参麦冬汤中主药,先生为何弃之不用?

释难:因麦冬较滋腻,胃病患者多不能耐受,患者已有明显的纳差,故不适用。

问难:党参、黄芪、太子参、黄精等补气药在使用时如何选择?

释难:党参、黄芪均甘温偏热,一般用于气虚偏于阳虚,或体内无热邪的患者;太子参、黄精则益气养阴,适合气阴两虚的患者,其中太子参力轻,用量宜重;而黄精略偏滋腻,如体内湿热较重亦当斟酌应用。

【疗效】患者服药 7 剂,脘腹胀闷稍减,余症如前,予原方加谷芽 30 g、麦芽 30 g、连翘 12 g,续服 14 剂,胀闷明显减轻,胃纳转增,余症也减,患者症情好转出院,继续于门诊转方调治半年余,诸症悉除,无所苦。

胃　痛

病案一

某女,55岁。

【主诉】中脘隐痛反复发作3年余,加重2个月。

【现病史】患者3年来中脘隐痛反复发作,伴右胁隐痛。近2个月脘痛发作较前频繁,喜温喜按,易饥,嗳气,泛酸,胸闷,善太息,遇情绪不佳及空腹痛甚,得食略缓。畏寒,饮食喜温热,口干口苦,腰酸,夜寐欠安。舌淡红,苔薄,舌胖,脉弦细。

【既往史】有脂肪肝病史,反复尿路感染及肾盂肾炎病史多年。

【诊断】胃痛。

【辨证】脾胃虚寒,兼有肝郁气滞。

问难:患者胃痛发作遇情志不畅时加重,且伴有胁痛、口干口苦等症状,学生认为病机当属肝胃不和,乃肝气犯胃,或肝郁化火,肝火犯胃,请先生指点。

释难:肝郁化火,横逆犯胃,当见胁肋胃脘胀满、灼痛,伴有面红目赤,嘈杂吞酸,急躁易怒,舌红苔黄,脉数等火热征象。但患者畏寒,饮食喜温热,皆虚寒之象,且舌淡苔薄,脉无数象,亦无火热的表现。本例虽存在肝郁气滞病机,但胃痛并非肝气犯胃所致,该证应以胁肋、胃脘攻撑胀痛为特点,而患者表现为胃脘隐痛,喜温喜按,空腹痛甚,得食略缓,性质当属脾胃虚寒。

问难：患者胃部隐痛,伴有易饥、口干、腰酸、夜寐欠安,脉弦细等征象,是否存在胃阴、肾阴亏虚?

释难：胃阴虚证虽见胃脘隐痛,多伴有饥不欲食、口燥咽干、便干、舌红少津等阴虚症状,患者饥而能食、大便正常,且无舌红少津或少苔、舌光无苔等征象,阴虚表现并不明显。夜寐不安可有多种原因,如心肾不交、血不养心、肝郁化火,上扰心神、胃不和则卧不安等,并不一定为阴虚之故;腰酸、口干也未必都是肾阴虚表现,肝郁亦可有口干口苦症状。因而目前尚无明显伤阴的证据。

问难：患者消谷善饥、泛酸,口苦口干,是否为胃火偏盛所致?

释难：消谷善饥乃胃火偏盛所致,当食冷则舒,患者仅诉容易饥饿,并无明显的消谷善饥,且其饮食喜温热,应不属于胃火。泛酸一症,有寒热之分,河间主热,东垣主寒,总与肝郁相关,非独因于胃火。

【治法】温中健脾,佐以疏肝。

【处方】小建中汤合柴胡疏肝散、良附丸加减。

问难：患者脾胃虚寒,可否予理中丸温中散寒?

释难：理中丸温中祛寒力强,兼补气健脾,方中干姜较为辛热,人参大补元气,适用于中焦虚寒之较重者。而本例病情尚未至如此严重,予小建中汤温中补虚即可奏效。

问难：脾胃虚寒之胃痛多以黄芪建中汤治疗,先生为何不用黄芪?

释难：如虚象明显,可予黄芪益气补虚,而患者形体丰盛,虚象不甚明显,并有肝郁气滞表现及脂肪肝病史,补益反加重气滞,故不宜用黄芪。

问难：患者夜寐欠安,是否可用酸枣仁汤?

释难：该方一般用于肝阴亏虚之惊悸、失眠,本例不适用,且患者有泛酸症状,方中酸枣仁味酸,可使胃酸增多,加重病情。

【用药】桂枝9g	白芍30g	生甘草10g	生姜3片
柴胡10g	枳壳15g	制香附10g	大枣5枚
饴糖15g	陈皮6g	高良姜6g	吴茱萸2g
川黄连3g	黄芩10g		

问难：处方中黄连、吴茱萸即组成左金丸,既非肝火犯胃,该药用意何在?

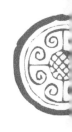

释难：左金丸方意为治肝火犯胃的呕吐吞酸，肝有火，胃也热，故重用黄连为君，泻心火以平肝木，直折上炎之势，配少量吴茱萸反佐，制黄连之寒，二药用量比例为6∶1；本方用吴茱萸暖肝温胃以制酸，因考虑患者有口干口苦症状，故稍予黄连、黄芩之类清热，用量比例非按左金丸之制，意义自不相同。

问难：柴胡疏肝散中尚有川芎，先生为何不用？

释难：柴胡疏肝散主疏肝行气、和血止痛，其证乃肝气郁结不得疏泄，气郁导致血滞，本例仅有肝郁，尚无血滞，故不需川芎活血通脉。

【疗效】患者服药7剂，胃痛已除。再进14剂，诸症悉除。

病案二

某男，50岁。

【主诉】中脘疼痛反复发作3月余，呕吐咖啡色液体2次、黑便1次。

【现病史】患者于2008年9月外院确诊为胰腺癌肝转移，曾行剖腹探查2次，并在中国人民解放军第八五医院做伽马刀治疗，出院后于上海中医药大学附属龙华医院（简称龙华医院）化疗并服中药，今年5月因中脘疼痛、泛酸，查胃镜示胃溃疡，十二指肠壶腹部溃疡，予抑酸护胃治疗后疼痛缓解；8月11日再次赴龙华医院住院化疗，次日晚出现呕吐咖啡色液体，量约100 mL，予抑酸、护胃、止血治疗，8月13日晚再次呕吐咖啡色液体，量约150 mL，并解黑便1次，量多（具体不详），伴头晕乏力，予禁食、输血支持及止血治疗一周，症情较前稳定，并来曙光医院以求进一步治疗。刻下：中脘疼痛拒按，食后稍减，嘈杂，泛吐清水，自觉腹内有气窜动，得矢气略减，久立久坐后脘腹胀痛加重、肛门下坠，乏力，纳差，消瘦，面色无华，语声低微，大便干结，2～3日一行，舌胖质淡黯，苔薄腻，脉细弦。

【诊断】胃脘痛。

【辨证】脾虚肝乘，气滞血瘀，肠失濡润。

问难：患者已确诊为胰腺癌肝转移，脘痛拒按，并觉腹内有气窜动，可否诊断为积聚？

释难：积聚是腹内结块，或痛或胀的病证，分属两种不同的病情和病机，积为有形，固定不移，痛有定处，病属血分，乃为脏病；聚是无形，聚散无常，痛无定处，病属气分，乃为腑病。本例患者体检未能触及腹内包块，但借

助现代医学检查手段可明确体内脏器占位性病变，当属有形，且痛有定处，如按上述定义，可以诊断为癥积；然而据患者主诉及目前症状，以胃脘疼痛最为突出，中医胃脘痛病也可包括多种疾病：胰腺炎、肝病、胃炎、消化性溃疡及肿瘤等，因而本例诊断为胃脘痛较合适。

问难：患者发病时有呕吐咖啡色液体及黑便，学生认为可否补充诊断为便血或呕血？

释难：患者的整体发病过程中虽见有呕血和黑便的症状出现，但经过外院治疗，此次来曙光医院就诊时出血已止，大便颜色亦转为正常的黄色，目前以胃脘部疼痛拒按为突出表现，故此时不宜诊断为血证。

问难：患者患胰腺癌肝转移，当属疾病晚期，伴见消瘦、纳差，大便干结，耳轮干枯，辨证上是否存在肝肾阴虚？

释难：肝肾阴虚证多表现为腰酸膝软、潮热盗汗、健忘耳鸣、口干尿少、舌红苔少或光红无苔，阴不敛阳尚可见阳亢症状，患者虽属于疾病晚期，却未见明显的肝肾阴虚表现，而以脾气亏虚最为显著，纳差、消瘦、乏力，大便干结，皆属于脾虚失运所致。虽然肾开窍于耳，肝肾阴虚可见耳轮干枯，但仅凭此体征并不能辨为肝肾阴虚证。

问难：肝气乘脾如何体现？

释难：患者胃痛拒按，发作时伴有泛酸，并见弦脉，说明其肝气有余，虽然在使用质子泵抑制剂等制酸药物后泛酸消失，转为泛吐清水，但其病机尚未解除。高鼓峰在《四明心法·吞酸》中明确阐述泛酸的病机："凡为吞酸尽属肝木，曲直作酸也。河间主热，东垣主寒……盖寒则阳气不舒，气不舒则郁而为热，热则酸矣；然亦有不因寒而酸者，尽是木气郁甚，熏蒸湿土而成也……又有饮食太过，胃脘膜塞，脾气不运而酸者，是怫郁之极，湿热蒸变……然总是木气所致。"说明泛酸乃肝气乘脾所致。

问难：请先生详释病机。

释难：患者目前正虚邪实，虚实夹杂，正虚以脾气亏虚为主，表现为消瘦、乏力纳差、面色无华、语声低微等，因其腹内脏器肿瘤转移，正气亏损，又经历剖腹探查术、多次化疗等各种因素，更加伤脾耗气，以至于久立久坐后脾气下陷、脘腹胀痛加重、肛门下坠，脾不统血、气不摄血而致呕血、黑便的发生；邪实则兼见气滞、血瘀，属因虚致实，脾虚不运，则肠腑气机不畅，气滞不能行血，导致瘀血内存，气滞血瘀日久致体内癥积形成；脾气亏虚日久导

胃

痛

致肝木乘侮,则泛酸、嘈杂,水谷运化失常,饮停胃脘,见泛吐清水;胃强脾弱,脾不能为胃行其津液,肠失濡润,致脾约之证,大便干结如栗。

【治法】健脾疏肝,理气活血,佐以润肠。

【处方】香砂六君子汤合四逆散、麻子仁丸加减。

问难:患者存在气滞血瘀的病机,先生为何不选用桃红四物汤或血府逐瘀汤活血化瘀?

释难:患者在病机上虽有瘀血内存,但刚刚经历了消化性溃疡出血,目前予以太多活血化瘀药物,则有再次出血的危险;因而暂时不考虑使用桃红四物汤或血府逐瘀汤之类的方药。

问难:左金丸辛开苦降,多用于治疗泛酸、嘈杂,患者目前尚有此类症状,本方是否适用?

释难:泛酸有寒热之分,热者属肝火犯胃,宜左金丸辛开苦降,清泻肝火,患者虽有大便干结,泛酸等症状,但非热证,因其不具有咽干口燥、心烦口苦、舌红苔黄等热象,而以脾虚表现为主,当用香砂六君子汤温中理气和胃,合四逆散疏肝解郁。

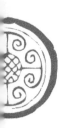

【用药】太子参30 g	白术15 g	白芍15 g	茯苓15 g
生甘草6 g	木香6 g	半夏9 g	陈皮6 g
延胡索15 g	枳实15 g	柴胡10 g	莪术15 g
火麻仁30 g	砂仁3 g	郁金10 g	徐长卿18 g
炒谷芽30 g	炒麦芽30 g	厚朴9 g	

问难:学生认为患者体质虚寒,香砂六君子汤中党参温中益气更为合适,先生为何改用太子参?

释难:考虑党参药性偏温,温热有动血之虞,当谨慎使用,况且患者虽然脾气亏虚,寒象并不明显,故换用太子参益气养阴,药性更加平和。

问难:那么沙参滋阴润肠,更能改善大便干结,是否更为适用?

释难:患者脾气亏虚为本,尚需健脾益气为治,沙参虽可滋阴润肠,但无健脾功效,并且火麻仁已有润肠的功效,不需再加用沙参。

问难:三棱、莪术理气活血功效相近,针对患者体内气滞血瘀的状况是否皆可应用?

释难:三棱有破血之效,作用峻猛,患者出血甫止,恐其动血,不宜使用;莪术活血作用相对缓和,而此处应用,尚可兼顾抗癌功效,因现代药理研究表明,莪术提取成分中含有榄香烯,可有效抑制肿瘤细胞。

问难:本例可否加用川楝子、木蝴蝶疏肝理气,兼能止痛?

释难:患者虽有肝气乘脾,并未至肝气郁结的地步,以四逆散疏肝理气即可奏效,无需太多疏肝药物。

问难:患者泛吐清水,提示水饮内停,可否予生姜温胃化饮止呕? 当归活血补血兼能润肠?

释难:当归气味较重,生姜口感辛辣,患者恐难接受,反加重纳差,皆不宜使用。

问难:四逆散一方已可疏肝理气,肝气条达则腹内气滞自除,是否有必要再加厚朴?

释难:因患者尚存在腑气不畅,症见大便干结,腹内胀气得矢气可减,故需加用厚朴宽中行气通腑,与枳实相配合,不但能加强肠蠕动改善腹胀,还能通便。

问难:针对患者胰腺癌肝转移的情况,具有抗肿瘤作用的中药,如白花蛇舌草、藤梨根、木馒头等,是否可以加用?

释难:中药抗肿瘤的作用较之西医化疗,终究力量微弱,患者仍在进行化疗,无需多用抗癌中药。

胃

痛

【疗效】患者服药 7 剂后脘痛略减,余症同前,守方加桑葚子 30 g、路路通 15 g,再服 14 剂,诸症悉减。出院后继续于门诊服中药调治。消化道出血未作,体力、精神均有所改善。

病案三

某男,40 岁。

【主诉】中脘不适反复发作 10 余年,近 1 年来胃痛阵发。

【现病史】患者 10 余年来在无明显诱因下自觉中脘痞塞,纳谷不馨,伴有嗳气,食后加重,当时未就诊治疗,近 1 年来又出现中脘挛痛、灼热,多见于下午,痛处固定,历时短暂,突发突止,与进食、情绪无关。曾于兴化市骨伤医院查腹部 B 超示:胆囊炎;兴化市人民医院查胃镜示:慢性浅表性胃炎,给予雷尼替丁、吗丁啉等药物治疗,灼热消失,疼痛仍作。近 1 个月来中脘挛痛频率较前增加,常于夜寐时痛醒。患者自觉精神疲惫,纳少,咽梗不适,夜寐梦多,盗汗,消瘦,口腔溃疡易作,大便偏干,每日 1 次,苔根薄黄,有裂纹,舌质偏暗,脉弦微数。

【诊断】胃脘痛。

【辨证】肝木乘土,中焦气滞。

问难:患者病机有无湿热中阻或瘀血内存?

释难:湿热中阻的典型表现为脘痞、纳呆、呕恶、口干而不欲饮、大便黏腻不爽,舌苔黄腻,脉濡数。患者虽有脘痞、纳差,其病机为中焦气滞,胃失和降,而无其他湿热的典型征象。瘀血内存导致胃痛当以中脘刺痛,固定不移,疼痛较为持久为特征,还应伴有血瘀的其他征象如肌肤甲错,腹部触及包块,舌质紫暗,有瘀点或瘀斑,脉涩等;患者上述典型表现皆不具备,故尚未至气滞日久形成血瘀的阶段。

问难:患者夜寐梦多,盗汗,由于心主神明,汗为心之液,本例是否存在心阴虚,心神失养?

释难:心阴虚则心失所养,当见心悸怔忡,失眠多梦为主症;而夜寐梦多、盗汗等症状可普遍见于阴虚证。故不能据此判断即为心阴亏虚。

问难:先生缘何辨为气滞疼痛?

释难:患者中脘挛痛,突发突止,类似于风之善行而数变的表现,因此考虑为肝木乘侮,中焦气滞所致。

问难:患者大便偏干,口腔溃疡易作,苔根薄黄,脉弦微数,提示体内有热,当属肝火还是胃火?

释难:口腔溃疡及苔、脉表现为气郁化热所致。大便偏干是由于胃阴不足,肠失濡润之故。肝火上炎一般见有头痛目赤,耳鸣,眩晕,胁肋灼痛等表现,患者以上症状均未见到。目前虽有中焦郁热,但热势不重,尚未化火。

【治法】疏肝和胃,理气畅中。

【处方】半夏泻心汤合芍药甘草汤、四逆散加减。

问难:柴胡疏肝散亦可疏肝理气,能否用于本例?

释难:从柴胡疏肝散证分析,乃肝气郁结,肝血瘀滞,故以胁肋疼痛为主症,其组方较四逆散添加了和血止痛之香附,川芎令肝气条达、血脉通畅,其痛自除。本例尚无瘀血内停,故用柴胡疏肝散不甚适合。

问难:四逆散中本来就蕴含芍药和甘草两味药,先生为何还要单独提出合芍药甘草汤治疗?

释难:从两方方义解释,四逆散用炙甘草甘温益气以健脾,柴胡透邪升阳以解郁,枳实下气合柴胡升降调气,芍药益阴养血,合柴胡疏肝理脾;芍药甘草汤专为柔肝缓急而设,因肝为刚脏,其性苦急,体阴而用阳,故用芍药甘草酸甘化阴,以益肝体,化刚燥为柔和。其中芍药用生白芍,且用量宜大。

问难:中满分消丸去干姜、姜黄及茯苓、猪苓、泽泻是否适用?

释难:中满分消丸原为李东垣《兰室秘藏》中记载为臌胀湿热中阻病证而设,针对病机故组方以健脾益气,淡渗利湿,理气行水,清湿热为主。该方去干姜、姜黄及茯苓、猪苓、泽泻后,余药则以人参、白术、甘草健脾,半夏、陈皮化痰燥湿;砂仁、厚朴、枳实理气;黄芩、黄连、知母泻热,仍与本例病机不甚相符。

问难:半夏泻心汤主治心下痞满而不痛,患者以胃痛为主症,用此方是否恰当?

释难:痛之为病,不通则痛,本例胃脘痛即由肝木乘土,中焦气机郁滞不通所致,患者发病先有中脘痞塞10余年,渐至疼痛发生,乃脾胃益虚,肝气愈旺,脾升胃降功能严重失调,气滞不通逐渐加重之故,因此以半夏泻心汤辛开苦降,和胃降逆,开痞散结,恢复中焦气机升降,配以芍药甘草汤柔肝、缓肝,四逆散疏肝,达到抑木扶土,解除病机根本的目的。

【用药】柴胡 10 g　　枳实 15 g　　生白芍 15 g　　生甘草 6 g
半夏 10 g　　黄芩 10 g　　川黄连 3 g　　延胡索 15 g
广郁金 10 g　　佛手 10 g　　知母 12 g　　煅牡蛎 30 g
北沙参 12 g　　太子参 15 g

问难:知母、煅牡蛎等药用意何在?

释难:知母性味咸寒,有清胃火、镇静的作用,煅牡蛎镇静安神,兼能收敛止汗。

问难:请先生阐释处方深意。

释难:由于本例的病机为肝木乘土所致,故治疗宜着重于治肝,肝体阴而用阳,治肝之法有疏肝、柔肝、缓肝之别,故方中以柴胡疏肝,生白芍柔肝,生甘草缓肝。半夏、黄芩、川黄连辛开苦降,开结除痞,枳实、佛手理气和胃畅中;延胡索、广郁金理气活血,兼能止痛;太子参健脾益气养阴,北沙参补阴润肠,知母清胃中郁热。

问难:患者病机以脾胃虚弱为本,若论治病当求其本,先生是否忽略了健脾之法?

释难：《黄帝内经》言，急则治标，缓则治本。目前本例症状以胃痛突发突止，来去迅速为急，当以疏肝理气治标为先，待胃痛得止，再缓图健脾培中。

【疗效】患者服药 7 剂后胃痛已减，大便通畅，余症同前，守方加木蝴蝶 6 g，再服 14 剂，胃痛未作，咽梗已除，余症减轻，继续守方加减调治 2 个月余，诸症悉除。

病案四

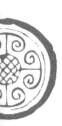

某女，71 岁。

【主诉】反复中上腹隐痛 8 个月余，加重 20 日。

【现病史】患者 8 个月前在无明显诱因下出现中上腹隐痛，持续时间约 20 分钟，进食温热食物后可缓解，时有泛酸。2016 年 10 月到仁济医院就诊，查胃镜示：慢性萎缩性胃炎。8 个月来反复出现中上腹隐痛，泛酸、乏力，未规律用药治疗。近 20 日来患者感到腹痛较前加重，发作次数频繁，每日发作约 6 次，进食温热食物后可缓解，伴有泛酸。2017 年 6 月 12 日再次到仁济医院就诊，予胃复春、奥美拉唑等药物治疗无缓解，6 月 23 日又到仁济医院就诊，予雷贝拉唑、硫糖铝、伊托必利等药物治疗，仍无好转，遂来曙光医院就诊，拟"腹痛待查"收治入院。

刻下：中上腹隐痛，泛酸，嘈杂，干呕，消瘦、纳差，倦怠乏力，嗳气，大便正常，夜寐欠安，畏寒怕冷，口干，平素情绪抑郁。

【既往史】有室性早搏病史 20 余年，间断服用地奥心血康，40 年前有阑尾炎手术史。

体格检查：腹软无隐痛。苔薄腻，舌质暗，脉弦细。

辅助检查：2017 年 7 月 3 日查胃镜示反流性食管炎（LA－A），Barrett 食管？慢性浅表性胃炎，HP＋。

【诊断】胃脘痛。

【辨证】肝胃不和证。

问难：诊断是否为胃脘痛？

释难：胃脘痛的部位是指心窝以下、脐以上的胃脘部，且胃脘痛多伴嗳气、吐酸、嘈杂，诊断为胃脘痛无疑。

问难：本案胃脘痛的病因病机为何？

释难：患者发病由情志因素引起，长期心情不畅导致疾病的发生，肝郁气滞，肝气犯胃，胃失和降，则有隐痛、干呕、泛酸等表现，思虑过度则伤脾，渐至心脾两虚，气滞血行不畅，舌质偏暗，畏寒怕冷。

【治法】疏肝和胃，佐以健脾化湿。

【处方】柴胡疏肝散合四君子汤加减。

问难：应如何选方用药？

释难：方柴胡疏肝散疏肝理气，四君子汤健脾，柴胡龙骨牡蛎汤用于情志不畅导致的不寐。

问难：健脾燥湿药当如何选取？

释难：苍术燥湿功效最强，如舌苔厚腻多选用。

问难：是否应加制酸药物？

释难：可加煅瓦楞、海螵蛸、煅牡蛎等制酸之剂。

胃
痛

【用药】

柴胡 9 g	枳壳 9 g	炒白芍 9 g	生甘草 6 g
制香附 9 g	川芎 9 g	炒白术 9 g	太子参 9 g
茯苓 15 g	煅瓦楞 30 g	海螵蛸 30 g	半夏 9 g
陈皮 6 g	煅龙骨 30 g	煅牡蛎 30 g	

问难：愿闻老师处方深意。

释难：予疏肝解郁之代表方剂——柴胡疏肝散，柴胡条达肝气而疏解郁结；香附、川芎同用，疏肝理气、行气止痛；陈皮理气行滞而和胃；枳壳行气止痛以疏理肝脾；芍药、甘草养血柔肝，缓急止痛。予"参术苓草"健脾，半夏燥湿和胃，煅瓦楞、海螵蛸、煅牡蛎加强制酸止痛之功。

问难：四君子汤健脾多用党参，为何用太子参？

释难：上海属南方，目前又是夏暑季节，天气较热，太子参药性平和，兼能补气养阴，较为合适。党参药性偏于温燥，冬季选用较为适宜，本例患者阳虚不明显，故采用太子参。

问难：甘草多以调和药性，如何选用生甘草和炙甘草？

释难：偏补时用炙甘草，生甘草偏于清和解毒的作用，甘草一般不宜长期大量使用，容易出现水钠潴留。

【疗效】患者服药 3 剂，胃痛减轻，泛酸、嘈杂发作次数较前减少，余症如前。原方加浙贝母 9 g，竹茹 6 g，继服 5 剂，诸症悉减。出院后门诊继续调治。

泄　泻

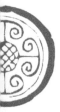

病案一

某女,52岁。

【主诉】反复腹泻3个月余。

【现病史】患者3个月来腹泻反复发作,每日大便十余次,水样便,无黏液及脓血。查肠镜示:溃疡性结肠炎。经西药柳氮磺胺吡啶灌肠治疗好转,两月前复查肠镜:未见器质性病变。现大便日行3~4次,水样便已消失,完谷不化,神疲乏力,口干喜饮温水,情志不畅,容易激动,肛门下坠。舌质红,有裂纹,舌体胖,苔薄腻,脉弦细。

【诊断】泄泻。

【辨证】脾胃虚弱证。

问难:溃疡性结肠炎一病,中医常以清热解毒药治疗,本例是否当从湿热泄泻辨证?

释难:湿热泻应以腹痛、泻下急迫或泻而不爽,肛门灼热等为主症,由湿热下注大肠,气机不畅所致,舌脉表现当见苔黄腻,脉濡数或滑数,乃湿热熏蒸之象。患者上述诸症皆无,故而不能辨为湿热证。其治自然不可生搬硬套清热解毒之法。

问难:学生认为患者情志不畅,容易激动,脉见弦象,皆为肝郁表现,泄泻之病机应是木郁乘土,肝脾不和,先生缘何辨为脾胃虚弱?

释难：患者确有情志不畅等肝气郁结表现，但其泄泻是否因肝气乘脾，肝脾不和所致，主要取决于情绪不佳与泄泻的发生是否密切相关，肝气乘脾泄泻的特点是每遇情志不畅或恼怒时发生，圊前腹痛，痛则欲泻，便后痛除；患者并无上述表现。《景岳全书》谓："泄泻之本，无不由于脾胃"，慢性泄泻亦多属脾胃虚弱。本患者的主要病机为脾虚生湿，脾虚运化失司，水反为湿，谷反为滞，清浊不分，混杂而下，遂致泄泻完谷不化。脾虚不能升清，则见神疲乏力、肛门下坠，舌胖、脉细，皆脾虚之象。

问难：余闻"湿多成五泄"，愿闻其详。

释难：《临证指南医案·泄泻》曰："经云：湿多成五泄曰飧，曰溏，曰鹜，曰濡，曰滑"，并进一步阐释："飧泄之完谷不化，湿兼风也""溏泻之肠垢污积，湿兼热也""鹜溏之澄清溺白，湿兼寒也""濡泄之身重软弱，湿自胜也""滑泄之久下不能禁固，湿胜气脱也"。本例患者泄泻完谷不化，即古之所谓"飧泄"。

问难：患者喜饮温水，泄泻完谷不化，是否兼有脾肾阳虚？

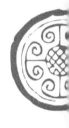

泄

泻

释难：阳虚之象，首先要有畏寒怕冷，腹部冷痛，患者表现并不明显，可见仅为脾气亏虚，尚未虚及脾阳；肾阳虚泄泻多为五更泻，兼有腹冷、腰酸膝冷，患者亦无此症。

问难：先生说肾阳虚泄泻"多为五更泻"，难道其他证型也有五更作泻者？

释难：非独肾阳虚证于五更作泻，肝郁乘脾之泄泻亦可发在黎明时分。《张聿青医案》中即载有："木郁不克条达，气分攻撑不平。土被木克，运化无权，寅卯之交，依然便泻内热"之病案，并明确指出两证病机和鉴别要点："肾泄又名晨泄，每至黎明，辄暴迫而注者是也。然肝病亦有至晨而泄者，以寅卯属木，木气旺时辄乘土位也。疑似之证，将何以辨之哉？盖肾泄是命火衰微，而无抑郁之气，故暴注而不痛。肝病而木旺克土，则木气抑郁，多痛而不暴注。"

问难：患者口干舌红，乃伤阴之象，舌为心之苗，可否属心阴亏虚？

释难：舌质红不单为心阴虚独有，其他阴虚证也可见到。心阴虚证尚应有心悸、失眠等症状。本例为脾气虚弱，兼见脾阴亦虚。

问难：脾阴虚当如何辨证？其与胃阴虚如何鉴别？

释难：脾阴亏虚主要表现为口燥，食少，食后作胀，大便溏而不爽，或便秘、泄泻交替出现，消瘦乏力，舌红少津；是在脾气虚弱的基础上兼有阴虚见症。而胃阴虚证主要表现为干呕、嗳气、食少，食后胃脘隐痛不适，大便干结，舌光红，必须具备胃气不降和阴虚有热的见症。胃阴虚证和脾阴虚证的临床表现虽有许多相似之处，但脾阴虚证是气阴两虚，阴虚不严重，热象亦较轻，胃阴虚证多为邪热伤阴，热象较重，阴虚也比较严重。

【治法】健脾止泻，益气养阴。

【处方】参苓白术散加减。

问难："泄泻之本无不由于脾胃"，治疗多以健脾止泻，为何健脾能达到止泻的效果？

释难：中焦脾胃，皆属土脏，脾主运化，胃主受纳，脾为胃行其津液，二者共同完成水谷之受纳、腐熟、运化、输布，故而并称"后天之本""生化之源"。东垣谓"饮食伤胃，劳倦伤脾"，长期调摄失宜，可导致脾胃虚弱，不能受纳水谷和运化精微，以致水反为湿，谷反为滞，湿滞内停，清浊不分，混杂而下，遂成泄泻。所谓"土德不惭，水邪不滥"（《医宗必读》），健脾助运，使仓廪得职，水谷善分，精微得化，泄泻自止。

问难：余闻治泻有九法，参苓白术散用药属于其中何法？

释难：《医宗必读》提出治泻九法，即淡渗、升提、清凉、疏利、甘缓、酸收、燥脾、温肾、固涩。参苓白术散方中即体现了甘缓、淡渗、升提、燥脾诸法：以四君甘温，平补脾胃之气为主，《医宗必读》曰："甘能缓中，善禁急速，且稼穑作甘，甘为土味，所谓急者缓之是也。"配以扁豆、薏苡仁、山药之甘淡、莲子之甘涩，辅助白术之苦温燥湿，既可健脾，又能渗湿而止泻；桔梗一味，引药上行，并有升提之作用。

问难：患者久泄，是否可以赤石脂、禹余粮之类涩肠固脱？

释难：患者发病之初曾有水样便症状，此时单以参苓白术散治疗，效果可能不佳，应加收涩药物，以"急则治标"。目前患者水样便已消失，便次不多，再予收涩之力较强之赤石脂、禹余粮，用药未免过重；可予乌梅、金樱子一类酸味药，《医宗必读》谓，"酸之一味能助收肃之权，经云散者收之是也"。

问难：患者辨证既有脾阴虚，学生以为可否加用地黄、石斛、黄精、当归、沙参、麦冬等养阴之品？

释难：生地性寒凉，可导致大便次数增多，不宜使用；熟地滋腻碍胃，亦不适合；沙参性偏凉，麦冬在增液承气汤中亦可通便，二者均不适用；当归补

血、活血,质润而滑肠,更为不适。唯石斛一味,独具养阴、厚肠之功,不会加重泄泻。此外,尚可采用酸甘化阴之法。

问难:何谓酸甘化阴法?请先生细述之。

释难:中医理论中认为酸味药与甘味药配合能达到化生阴液的作用,常使用该法以补充阴液之不足,临证每以乌梅、芍药、木瓜等酸味药,与甘草配伍。本病例可选用乌梅、金樱子配合甘草,酸甘化阴。且乌梅、金樱子尚有涩肠止泻之功。

【用药】太子参15g　　炒白术15g　　茯苓15g　　生甘草6g
　　　　山药15g　　　扁豆衣10g　　生薏苡仁15g　湘莲肉15g
　　　　桔梗6g　　　　石斛6g　　　　乌梅10g　　　金樱子15g
　　　　大枣15g　　　升麻6g

问难:请问先生处方中用升麻之意何在?

释难:患者久泻,气虚下陷,升举无能,见肛门下坠,乃清阳不升之故,此处予升麻仿补中益气汤之意,升举下陷之清阳。

问难:补中益气汤中尚有柴胡以升阳举陷,先生为何不用?

释难:《本草正》谓柴胡"性滑,善通大便,凡溏泄脾薄者当慎用之",患者脾虚泄泻,故而不用。

问难:余闻柴胡之用量不同,功效各异?请先生详述。

释难:柴胡具有解表退热、疏肝解郁、升举阳气的作用;其升提之效,剂量宜小,3~6g即可;疏肝之用,常以中量,且宜醋炒;而用之退热,多采用大剂量:30~60g为宜。

【疗效】患者服药7剂即大便转实,每日1次,仍觉乏力,肛门时有下坠,守方加炙黄芪15g,再服14剂,诸症改善。仍予上方加减调治2个月,泄泻未作。

病案二

某翁,84岁。

【主诉】腹泻反复发作10年余,近1个月又作。

【现病史】患者10年余来腹泻反复发作,曾查消化道钡餐,未见明显异常,长期服中药治疗。1个月前因饮食不慎,腹泻又作,每日行4~5次,泻下如水,多发于子夜至清晨间,有时随小便或矢气而出,肠鸣辘辘。检查肠镜示:结肠多

泄

泻

发性息肉。经住院治疗水样便已止,刻下:大便较前成形,纳少,畏寒怕冷,小便频数,夜尿每晚7～8次。舌质淡红,苔薄腻,脉小弦。

【既往史】有血吸虫病史。

【诊断】泄泻。

【辨证】脾肾阳虚,痰饮内阻。

问难:先生曾授"五更泄泻亦可因木旺克土所致",患者自诉年轻时性情急躁,此次泄泻发生多于子夜至清晨,属肝经气血旺时,本例是否为肝郁乘脾之故?

释难:肝郁脾虚泄泻的发生多与情志密切相关。患者虽年轻时性情急躁,但其亦诉退休后心境平和,无纷争之扰,情志舒畅,当无肝郁存在。五更泻虽可见于肝郁脾虚之泄泻,更多见于肾阳虚泄泻。《张聿青医案》指出二者区别在于:肾泄是命火衰微,无抑郁之气,故暴注而不痛;肝郁乘脾,则木气抑郁,多痛而不暴注。患者症见水样便、无腹痛,皆符合肾阳虚泄泻的特点。

问难:既非肝郁,脉何以弦?请先生明示。

释难:弦脉者,生理病理情况下皆可见。春脉宜弦,肝脉亦弦;诸痛、痰饮,阻滞气机,脉气紧张,仍可见弦脉;老年人动脉硬化的情况下也多为弦脉。患者年事已高,兼有痰饮内贮,故见弦脉。

问难:学生认为肾阳虚证当有腰膝酸软、耳鸣等症状,患者并不明显,辨证理由是否充分?望先生指点。

释难:患者年逾八旬,早过"八八"之限,肾气亏虚具矣。虽无腰酸膝软、耳鸣等症状,但肾主二便,今肾阳虚衰,肾关不固,可见二便失控,患者即表现为小便频数,夜间阴气盛,阳气衰,故夜尿频多;凌晨时分阴寒最盛,因肾阳亏虚难以生发,阴气极而下行,泄泻即作。张景岳谓:"肾为胃关,开窍于二阴,所以二便之开闭,皆肾脏之所主,今肾中阳气不足,则命门火衰……阴气盛极之时,即令人洞泄不止也。"此外,患者畏寒怕冷症状存在,时下节气已近清明,气温渐暖,患者仍身着四件厚衣,阳气亏虚之象,可见一斑。

问难:患者仅有纳少表现,脾阳亏虚如何能辨?

释难:《景岳全书·泄泻》所谓,"泄泻之本,无不由于脾胃"。他脏引起的泄泻,也多在脾虚的基础上产生。且脾肾两脏乃后天与先天的关系,二者相互资助,病理亦互为因果;脾阳根于肾阳,肾阳亏虚,火不煨土,脾阳亦亏。

因而患者有纳少、泻下如水、畏寒怕冷等表现,脾阳亏虚不难判断。

问难:何来痰饮内阻?

释难:痰饮乃体内水液不归正化,停积而成;患者脾阳亏虚,运化不力,水谷不化,精微失布,寒饮内生,流注肠中,故见肠鸣辘辘,符合《金匮要略》痰饮病之"水走肠间,沥沥有声"表现。

【治法】温补脾肾,佐以化饮。

【处方】参苓白术散合四神丸、苓桂术甘汤加减。

问难:四逆汤亦可温补脾肾,本例是否可用?

释难:四逆汤适用于脾肾阳气衰微之厥脱危候,证见四肢厥逆、腹痛下利、神衰欲寐、脉微细等,故以纯阳辛热之附子回阳救逆,干姜温中焦之阳而除里寒,并助附子升发阳气。本例患者虽脾肾阳虚,但尚未至此阴寒独盛、阳气衰微的程度,且以泄泻为主症,当用温补脾肾,涩肠止泻之四神丸更为合适。

问难:患者泄泻日久,可否用桃花汤、真人养脏汤之类方药收涩止泻?

释难:患者发病之初泻下如水,可用收涩药物涩肠固脱,以治其标;目前水样便已止,再用赤石脂、禹余粮、诃子、罂粟壳之类收涩药物未免过重,唯恐导致便秘。

问难:饮留胃肠多用甘遂半夏汤或己椒苈黄丸治疗,先生为何不选用二方?

释难:痰饮之形成,总属阳虚阴盛、本虚标实,健脾、温肾为其正治;《金匮要略》曰,"病痰饮者,当以温药和之",应以温化为原则。患者脾肾阳虚,不耐攻伐,二方皆攻逐过重,仅用苓桂术甘汤温阳化饮可也。

问难:患者既然脾肾阳虚,选用附子理中丸温补脾肾,是否较参苓白术散为佳?

释难:附子理中丸温阳祛寒效佳,适用于脾阳虚衰、阴寒内盛证候;患者脾肾阳虚以肾阳亏虚为甚,故予四神丸温补肾阳,而其脾阳亏虚不甚,用苓桂术甘汤、参苓白术散与四神丸配合,可温阳、止泻兼顾。

【用药】			
补骨脂15 g	肉豆蔻10 g	吴茱萸3 g	五味子6 g
党参15 g	白术10 g	茯苓15 g	生甘草6 g
山药15 g	扁豆衣10 g	薏苡仁15 g	桔梗6 g
陈皮6 g	桂枝6 g	煨葛根15 g	益智仁10 g
乌药6 g			

问难：请问先生方中乌药、益智仁用意何在？

释难：患者肾关不固，小便频数，二药合山药共成缩泉丸，温肾缩尿。

问难：余闻"治泻不利小便，非其治也"，泄泻治法中亦有"利小便实大便"之说；本例使用缩泉丸，是否与其法相悖？

释难：《景岳全书·泄泻》原义为"泄泻之病，多见小水不利，水谷分则泻自止，故曰：治泻不利小水，非其治也"。当属脾虚，不能运化水谷，分利水湿，水液不循常道，反趋大肠，症见小便不利，大便稀溏，故以淡渗利湿之法澄源分流。今患者肾关不固，膀胱失约，小便频数，夜尿甚多，当温肾固摄，不应未加辨证即套用该法，以免伤阴。

问难：处方中可否加用二仙汤温补肾阳？

释难：肾主二便，补肾既可止泻，又能通便。补肾药中肉苁蓉、何首乌之类均有润肠作用，成方亦有半硫丸、济川煎等温阳通便，治疗肾虚便秘，诸如此类方药，泄泻患者均应避免使用。本例当选补骨脂、肉豆蔻之类温肾止泻。

【疗效】患者服药后泄泻未作，夜尿减少，共服药14剂，出院后随访，未再复发。

病案三

某女，67岁。

【主诉】反复腹泻2个月余。

【现病史】患者于2009年3月28日食后出现腹部不适，继而肠鸣、腹泻，此后每日腹泻2～3次，大便先实后溏，自服小檗碱治疗无效，多次到上海市新华医院就诊，查大便常规：无明显异常，先后予洛哌丁胺、庆大霉素、肯特令、双歧三联活菌等药物治疗无效，腹泻反而加重，每日5～6次，有时呈水样便或伴有不消化食物。4月20日赴上海市杨浦区市东医院就诊，查肠镜示：回肠末端炎症，直肠、乙状结肠炎。遂住院治疗，予柳氮磺胺吡啶口服和激素灌肠，效果不明显，住院时补液后反而腹泻次数增多，最多每日行20余次。发病之初口中甜腻，有时腰酸，现口苦，口干不欲饮水，平素饮食喜热，乏力，怕冷，食后中脘饱胀，纳差，大便每日十次，清稀无臭，伴肠鸣辘辘，泻下急迫，肛门坠胀。面色萎黄，舌质淡红，苔黄腻，左脉小弦，右脉弦细。

【既往史】1991年有结肠癌手术史，2006年因胃癌行手术切除。每次术后均经过正规化疗。

【诊断】泄泻。

【辨证】脾虚湿盛，郁而化热。

问难：请先生详释病机。

释难：张景岳云，"泄泻之本，无不由于脾胃"，患者有胃癌、结肠癌病史，并经历两次手术及术后化疗，脾气亏虚明显，脾失健运，气血生化乏源，见有面色萎黄，乏力，食后中脘饱胀，纳差等症状；日久湿邪内生，水谷不化精微，混杂而下，发为泄泻，即《黄帝内经》所谓："湿胜则濡泄"，口中甜腻亦属湿邪内盛的表现，腹胀、肠鸣乃湿阻气滞之故，湿邪郁而化热，湿热熏蒸口舌，则口苦，口干，不欲饮水，舌苔黄腻；脾虚不能升清，见肛门坠胀。

问难：患者泄泻日久，伴有腰酸、乏力、怕冷、完谷不化等症状，所谓"久泄伤阳"，是否可辨为脾肾阳虚？

释难：患者泄泻发作仅2个月余，尚不属于久泄，腰酸的症状亦非持续存在，乏力一般是脾气虚所致，怕冷虽然可以是阳虚的表现，但未必就是脾肾阳虚，况且怕冷亦可见于其他情况，如湿邪困阻，阳气不得伸发，而难以温煦肌体。脾肾阳虚当见面色㿠白，腰膝或下腹冷痛，久泄久痢或五更泄泻，或完谷不化等症状，患者上述诸症悉无，有时腹泻伴见不消化食物，也未达到完谷不化的程度。

问难：患者经历了两次手术及多次化疗，一直存在口干的症状，是否属于阴虚之体？

释难：阴虚者舌质光红，苔少乏津，口干引饮，患者口干但不欲饮水，舌苔黄腻，皆不符合阴虚的特点，故不属于阴虚证候。

问难：患者舌苔黄腻，大便溏泻，是否为上热下寒证的表现？

释难：上热下寒证属于寒热错杂范畴，是指在同一时间里，上部表现为热、下部表现为寒的证候，如既见胸中烦热、欲呕吐的上热证，又见腹痛喜暖、大便稀薄的下寒证，但本例患者的"上热"与"下寒"的症状均不明显，舌苔黄腻仅仅是湿热内蕴的一个反映，故不属于上热下寒证。

【治法】健脾燥湿，佐以清热。

【处方】四君子汤合平胃散、二陈汤加减。

问难：患者腹泻日久，诸多治法无效，可否采取利小便以实大便的方法

泄

泻

治疗？

释难：此法多用于急性泄泻，患者已腹泻2个月不宜使用，慎防其伤阴之弊。

问难：请问先生收涩止泻之法是否适用于本例？

释难：如泄泻日久仅表现为水样便，可以考虑应用固涩之法，但刻下患者大便尚挟有不消化的食物，病情属虚实夹杂，脾虚为本，湿邪内生为标，固涩止泻药物不宜过早使用，以免有闭门留寇之患。

问难：学生观其原先治疗方案，亦属健脾化湿为主，并未奏效，是否当从温肾的角度考虑？

释难：患者初始的治疗方案虽以健脾化湿止泻为主，但察其所用药味及用量，化湿的力量较轻，本例患者湿邪较重，因其自诉于市东医院住院时，补液后反而腹泻次数增多，从中医学角度讲，静脉补液过度亦属于水湿内聚，患者本已脾虚湿盛，再予以过多补液，无异于滋阴助湿，故而加重病情。目前根据李中梓提出的治泻九法，当以"燥脾"法为主，进一步加大健脾燥湿的力度。如疗效仍然欠佳，再考虑温肾止泻之法。

问难：患者有口苦、默默不欲饮食等症状，似与小柴胡汤证相符，是否可从该角度治疗？

释难：仲景云，"伤寒中风，有柴胡证，但见一证便是，不必悉具"。本例虽有口苦、默默不欲饮食的表现，但并非外感病证，不属于小柴胡汤证的范畴。

【用药】党参15 g　苍术15 g　白术15 g　茯苓30 g
草果10 g　佩兰18 g　生薏苡仁30 g　厚朴10 g
川黄连3 g　防风15 g　白芷10 g　焦山楂30 g
六神曲30 g　煨葛根15 g　陈皮10 g　砂仁6 g[后下]
蔻仁6 g[后下]　半夏10 g　桂枝6 g

问难：愿闻先生处方深意。

释难：患者脾虚湿盛，用炒党参、苍白术、茯苓、草果健脾燥湿为主，佩兰、生薏苡仁、白芷加强化湿之力；加厚朴合苍术、茯苓，取平胃散之意，燥湿运脾、行气和胃；湿郁化热，故以川黄连清热燥湿；肠鸣显著，乃湿邪下注之故，用防风能祛风胜湿；煨葛根健脾止泻兼以升提，焦楂曲消食化滞，半夏、陈皮燥湿理气，砂蔻仁化湿畅中；少佐桂枝通阳，并与方中诸药配成苓桂术甘汤以温化水湿。

问难：白芷多用于头痛诸症，本例之中用意何在？

释难：白芷化湿之力较佳，湿重时多用白芷。白芷一药尚有化湿止带、止头痛的作用，妇科疾病见白带清稀者，常以白芷治疗，但带下色黄者则不可用。

问难：炮姜温中止泻效果较好，且水、湿、痰、饮之类皆为阴邪，仲景谓"当以温药和之"，本例是否适用？

释难：炮姜苦辛性温，虽能温中散寒而止吐泻，但多用于脾胃虚寒诸证，而本例患者体内尚有湿热之邪，且炮姜较为收涩，有留邪之弊，故目前尚不适用。

问难：是否可用木香、升麻以枢转气机？

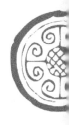

释难：患者肠鸣显著，从西医学角度分析，乃肠蠕动亢进所致，现代药理研究表明木香有促进肠蠕动的作用，本例不宜使用；相反，芍药可抑制肠蠕动，《伤寒论》："……脚挛急……更作芍药甘草汤与之"，可考虑使用芍药，缓解肠道平滑肌痉挛。升麻有升提之效，多用于久泄脱肛，患者尚未至肛门下坠的程度，方中已有煨葛根升提清气，不需再予升麻。

问难：如多方使用无效，以何法治之？

释难：进一步尚有温补脾肾之法，采用附子理中丸合四神丸加减治疗。亦可从痰饮病论治，患者肠鸣辘辘，类似《金匮要略》所载饮留胃肠的情况，予己椒苈黄丸，通因通用，使痰饮水湿从大便而解，但同时要密切监测各项电解质指标，以防低钾血症等意外发生。另外吾师张伯臾教授提出：久泄不止者可从"久病入络"角度考虑，用桂枝汤加川芎、红花等活血化瘀药，常可获效。

【疗效】患者服药 7 剂，大便较前成形，每日 2～4 次，肠鸣减少，急迫改善。守方再进 14 剂，大便基本成形，每日 1～2 次。患者出院后于门诊继续服中药，仍以上方加减调治半年，诸症悉除。

病案四

某男，69 岁。

【主诉】反复腹泻 10 个月。

【现病史】患者于 2009 年 2 月脑出血之后便出现腹泻,每日大便少则 3～4 次,多则 7～8 次,质稀,色黄,甚则呈水样,有时伴有黏液及泡沫,肠鸣辘辘,矢气较多,无腹痛、便血及发热。泄泻多见于下午 2 点以后,持续 1 小时余,发作与情绪无关,2009 年 9 月份曾于外院查肠镜、小肠 CT 等未见明显异常。患者曾多次于西医医院就诊,拟诊为肠易激综合征,予以西药效果不佳,遂转求中医药治疗,来曙光医院住院。入院后予以附子理中汤加减等中西医结合治疗,并配合心理疏导,病情已有明显好转。

刻下:大便每日 2～3 次,质烂、欠通畅,常伴有不消化食物,腹胀攻窜里急,肛门不适。纳差乏力,口干欲饮,喜饮温水,畏冷,汗出,夜寐不安,需服用艾司唑仑助眠。唇色暗,舌淡质胖,苔薄黄,有裂纹,脉弦。

【既往史】2009 年 2 月有脑出血病史,遗留右侧肢体活动欠利、半身怕冷。平素急躁易怒,常有烘热汗出发作,每日 7～8 次。

【诊断】泄泻。

【辨证】脾虚湿盛,气机不畅。

问难:患者泄泻日久,曾有水样便,现大便伴有不消化食物,畏冷,是否当为脾阳虚泄泻?

释难:分析患者住院治疗前泄泻的表现确实属脾虚湿盛、损及脾阳,大便质稀,甚则如水样,畏寒怕冷,腹胀肠鸣等中焦虚寒、运化无权的病理状态,皆为脾阳温煦和推动运化的功能减退的表现。但住院后给予附子理中汤等温脾止泻的方药治疗后,上述症状已明显改善,寒湿已祛,湿困脾阳的症状不十分明显,因而就目前症状而言,以脾气亏虚为主。

问难:患者平素急躁易怒,泄泻伴有腹胀攻窜,肠鸣等表现,皆为肝旺、气机不畅的表现,其泄泻发作是否乃脾虚肝乘所致?

释难:患者病机中确实存在肝脾不和,肝旺乘脾,但泄泻的发生是否由此导致,主要应从两个方面鉴别:第一,腹泻发作与情绪变化的关系,脾虚肝乘之泄泻与情绪密切相关,常因恼怒、情绪不畅时作泻;第二,腹泻时是否伴有腹痛,脾虚肝乘之泄泻又称为"痛泻",具有"腹痛即泻,泻后痛减"的特点,患者上述两点皆不具备,因而其泄泻当非脾虚肝乘所致。

问难:患者尚见有口干,排便不畅,苔薄黄、有裂纹等表现,提示有热象,是否为湿热内蕴所致?

释难:湿热蒸腾当表现为口干而不欲饮水,患者却喜饮温水,说明口

干、舌苔有裂纹乃久利阴伤之故；排便不畅并未见粘腻不爽、肛门灼热、苔黄腻等征象，亦非湿热蕴结肠道所致，仅气滞湿阻。至于舌苔薄黄，由于无其他热象的支持，只能理解为染苔的假象。

问难：患者腹泻发作始于脑出血之后，如何理解其病机？既非肝旺乘脾作泻，为何住院治疗后辅以心理疏导对于泄泻治疗有帮助？

释难：脑的功能在中医理论中属于心的范畴，所谓"心者，君主之官，神明出焉"，能主宰和协调人体的生理活动，患者有脑出血的病史，脑功能受损，自然影响心主神明的发挥，《类经》云："心为五脏六腑之大主……思动于心则脾应，怒动于心则肝应""情志之伤虽五脏各有所属，然求其所由，则无不从心而发"，故人之心理活动亦由心神主宰。我们通过实验研究也揭示，脑与肠之间的生理病理有着密切的联系，而促成二者之间连带作用的称为脑肠轴，佐证了情感变化与消化系统功能之间的密切关系。因而人体情志变化虽与中医肝之关系密切，却总由心所主，通过干预患者的心理活动进行情志治疗，是功能性疾病治疗的一个重要手段。

【治法】健脾化湿，调气畅中。

【处方】参苓白术散合柴胡龙牡汤加减。

泄
泻

问难：目前尚存在老年更年期症状以及卒中后遗症，当如何解释并加以治疗？

释难：患者已届"八八"之年，肾精衰少，天癸已竭，机体阴阳失调，则见烘热汗出，心烦易怒，夜寐不安，柴胡龙牡汤中煅龙牡即可针对上述症状，进行调治；而中风之后，由于半身脉络气血运行受阻，荣卫失和，出现肢体活动欠利、半身怕冷的症状相对于泄泻为次要矛盾，应分步治疗，目前暂不考虑。

问难：调气畅中常用四逆散、柴胡疏肝散一类的方药，本例为何给予柴胡龙牡汤加减？

释难：柴胡龙牡汤乃《伤寒论》中一张名方，仲景谓"伤寒八九日，下之，胸满烦惊，小便不利，谵语，一身尽重，不可转侧者，柴胡加龙骨牡蛎汤主之"。条文中提及"胸满烦惊，谵语"等神经功能紊乱的表现，故现常用治邪在少阳，扰动心神之证。药物组成由小柴胡汤去甘草加龙骨、牡蛎、铅丹、桂枝、茯苓、大黄。患者既有肝旺、气机不畅，又见更年期综合征的表现：烘热汗出、易怒等，用本方有小柴胡汤能畅达肝胆三焦之气，并佐以龙骨、牡蛎镇心安神，调节自主神经功能，尤为适宜。由于铅丹有毒，多弃之不用；大黄泻热通便,本例亦不适用;桂枝虽可调和荣卫,但虑其辛温助热,易伤阴动血,患者年初曾有脑出血病史,不宜使用。

【用药】太子参15 g　　白术9 g　　　茯苓15 g　　　生甘草6 g

　　　　生薏苡仁15 g　桔梗6 g　　　扁豆衣9 g　　　山药15 g

　　　　陈皮6 g　　　木香6 g　　　　槟榔12 g　　　柴胡10 g

　　　　黄芩9 g　　　半夏10 g　　　炒防风9 g　　　煅龙骨30 g

　　　　煅牡蛎30 g　　枳实15 g

问难:患者泄泻日久是否可予炙乌梅收涩止泻?

释难:患者虽泄泻反复发作10个月,但经住院治疗已有起色,病情已明显好转,无水样便、稀便之类溏泻的状况,无需收涩止泻治疗,而且目前伴有大便欠畅,腹胀里急等气机不畅的表现,再予以收涩药物,将加重气机壅滞。

问难:患者夜寐欠安,依赖安眠药助眠,可否予酸枣仁养心安神?

释难:安神药物作用的发挥可通过各种不同的途径,在选药时亦要结合具体病机,酸枣仁主要归心、肝经,能养心阴、益肝血而养心安神,本例夜寐欠安非由心阴肝血不足所致,故不适宜用酸枣仁治疗。此外中药安神的作用,相对于西医之镇静催眠药终归作用有限,患者已依赖艾司唑仑助眠,没有必要再予以中药治疗。此外,枣仁有少许滑肠作用,不适宜于泄泻患者。

问难:患者目前虽以脾气虚为主,但仍有畏冷、完谷不化的表现,可否加用附子、干姜以温阳?

释难:患者在住院治疗之前有水样便、畏寒怕冷明显,精神萎靡,阳虚症状很典型,适合用附子、干姜温阳,而且经该类药物治疗后已有明显改善,目前语声洪亮、精神振奋、行动迅速,阳虚症状并不明显,故而不考虑再用该药。

【疗效】患者服药后大便转实,较前通畅,每日1～2次,腹胀减轻,原方再服14剂,诸症悉减,症情好转出院。

 **病案五**

蔡淦中医内科教学查房实录

某男,85岁。

【主诉】反复腹泻 3 年,加重伴便血 2 个月。

【现病史】患者 3 年前无明显诱因下出现腹泻,大便日行 3~4 次,水样便,无黏液脓血。无腹痛腹胀及发热,曾于中山医院查肠镜未见明显异常,未予药物治疗。2 个月前无明显诱因下出现腹泻加重,大便日行 4~5 次,咖啡色水样便,纳差乏力,偶有心悸、胸闷,左腹隐痛及腹胀偶作。6 月 20 日于曙光医院门诊查粪常规示:隐血++,粪转铁蛋白阳性。诊断为腹泻(待查),予肠胃康、马来酸曲美布汀、雷贝拉唑治疗后无明显好转,今于曙光医院复查粪常规示:隐血++,转铁蛋白阳性。为求进一步诊治收入院。

刻下:大便每日 4 次,水样便,色黄无黏液,纳减,有时嗳气,倦怠乏力,有时口苦。舌脉:苔黄腻,有裂纹,脉弦滑。

【既往史】6 年前曾发现血管畸形,具体不详,每日服用阿司匹林 1 片,1 周前因大便隐血+停药。

辅助检查:2016 年 6 月 30 日肠镜示溃疡性结肠炎(E3),胃镜示慢性浅表萎缩性胃炎伴糜烂。

【诊断】泄泻病。

【辨证】脾虚,湿热下注大肠。

问难:患者腹泻伴有咖啡色水样便,诊断为何不是痢疾或便血?

释难:诊断痢疾的要点是"腹痛""里急后重""下痢赤白脓血",患者虽经肠镜检查西医诊断为溃疡性结肠炎,但症状上并无上述表现,故诊断不为痢疾;患者也无黑便或鲜血便等症状,而仅仅表现为腹泻,大便质稀和便次增多,故诊断也不为便血。因此中医诊断当为泄泻。

问难:患者脉弦,是否存在肝郁?

释难:肝与情志密切相关,患者无明显情志改变,仅因脉弦定位为肝,并不合适。

问难:患者既有纳减、嗳气、倦怠乏力等脾虚之象,又有苔黄腻等湿热表现,应该有何侧重?

释难:本病案虚实夹杂,脾虚为本,湿热下注大肠为标。即叶天士所说:"腑阳有热,脏阴有寒",上实下实,寒热错杂的本虚标实证。脏腑辨证以脾虚为主,脾虚生湿,湿热夹杂,热伤血络继而出现咖啡色便。

【治法】健脾清肠。

【处方】葛根芩连汤加减。

问难：是否可予痛泻药方或补中益气汤？

释难：痛泻药方的功效为调和肝脾，补中益气汤用于脾虚下陷，本病案病机为脾虚为本、湿热为标，治法应为健脾祛湿，故痛泻药方或补中益气汤均不合适。

问难：患者久泻，是否可以兼顾补肾？

释难：目前患者肾虚的症状表现尚不明显，如通过健脾祛湿治疗效果不明显，也可考虑补肾治疗。

【用药】生黄芪 30 g　　太子参 15 g　　半夏 9 g　　陈皮 6 g

葛根 15 g　　黄芩 9 g　　黄连 3 g　　凤尾草 15 g

马齿苋 30 g

问难：愿闻老师处方深意。

释难：生黄芪、太子参健脾益气，并能促进黏膜愈合，半夏、陈皮化湿助运；葛根芩连汤配合马齿苋、凤尾草清肠道湿热。总体治法以健脾、清下焦湿热相结合。

问难：如患者出血明显，可加何药？

释难：可加生地榆凉血止血。

【疗效】患者服药 5 剂并配合西药美沙拉嗪抗感染治疗，便血未作，大便基本成形，每日 1～2 次，守方加炒谷芽 30 g、炒麦芽 30 g、炙黄芪 15 g，再服用 5 剂，精神较振，胃纳增加。出院带回 14 剂，门诊继续调治。

病案六

某男，29 岁。

【主诉】泄泻反复发作 12 年。

【现病史】患者 12 年来泄泻反复发作，大便稀溏，日行 3～5 次，常于情绪紧张、焦虑状态下发生，腹痛欲便，泻后痛除，来曙光医院就诊，收入病房，查肠镜、腹部 B 超均未见明显异常，拟诊为肠易激综合征，给予肯特令、得舒特、双歧三联活菌等药物治疗，症状较前略缓解。

刻下：大便每日 1～2 次，先实后溏，仍有圊前腹痛，便后痛除，泻下急迫较前减轻，乏力，心悸，自汗，盗汗，舌淡偏暗，舌尖红，脉小弦带数。

【诊断】泄泻。

【辨证】肝旺脾虚，肝脾不和。

问难：患者久泻，脾虚症状明显，泄泻虽与情绪有关，但并无其他肝郁表现，先生缘何辨证属肝旺脾虚？

释难：慢性泄泻一般可见三种证型：脾虚泄泻、肾虚泄泻、肝旺脾虚泄泻。患者虽然泄泻反复发作已经12年，但总体上体质尚可，面色如常，形体偏胖，胃纳亦佳；未见脾虚患者面色萎黄、消瘦、纳少等常见症状，也未至久病及肾的证候；自觉乏力，乃平素缺乏锻炼的缘故，大便稀溏但并无完谷不化或不消化食物，因而脾虚的程度尚不严重，而是相对来讲，肝气偏旺，脾气略虚，所以导致木气乘土。

问难：患者心悸气短、自汗、盗汗，是否存在心气不足？

释难：汗为心之液，心气不足可见自汗，心失所养也有心悸的表现。但是汗出、心悸并非独见于心气亏虚，而且由于心主血脉，心气不足则血脉推动无力，当见脉象虚而无力。从患者尚有盗汗、舌尖红、脉小弦带数等征象分析，属心火偏亢，蒸液外泄，鼓动脉气运行加速之故。

【治法】抑木扶土，调和肝脾。

【处方】痛泻要方加味。

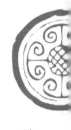

泄

泻

问难：四逆散也是调和肝脾的基本方，具有疏肝行气的作用，本例能否加用？

释难：四逆散虽可疏肝理脾，但其方中枳实行气之力较猛，故能消积导滞，具有通便的作用，不适宜于泄泻的患者，因此该方当去枳实使用。

问难：痛泻要方组方以治肝为主，可否加用参苓白术散、四君子汤之类益气健脾？

释难：从病机分析上已知患者肝旺程度较脾虚为重，因而治疗重点在于疏肝、柔肝、散肝、敛肝。如痛泻要方中白芍味酸可柔肝，防风辛散以散肝，陈皮理气能疏肝气，如这些药物力量不够，尚可加用乌梅味酸性涩柔肝敛肝，柴胡、延胡索行气疏肝，还能止痛。由于患者属脾气受肝气抑制而相对不足，不是素体脾气虚弱之人，所以不需要着重补益脾胃治疗。

【用药】炒白术 10 g　　炒白芍 10 g　　陈皮 6 g　　　炒防风 10 g

　　　　柴胡 10 g　　　乌梅 10 g　　　延胡索 10 g　　焦山楂 15 g

　　　　焦六神曲 15 g　木香 6 g　　　川黄连 3 g　　　煅龙骨 30 g

　　　　煅牡蛎 30 g

问难：川黄连、煅龙牡用意何在？

释难：一方面，患者舌尖红为心火偏亢的征象，用川黄连能降心火；另一方面，木能生火，则肝属心之母脏，所谓实则泻其子，川黄连泻心火也可间接达到泻肝的作用。煅龙骨、煅牡蛎具有敛汗、镇静的功能，其收敛的特性尚可止泻。

【疗效】患者西医诊断肠易激综合征(IBS)，经中药内服和心理疏导，症情稳定，出院后予以蔡教授经验方肠吉泰颗粒剂继续巩固疗效，诸症明显改善。

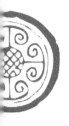

蔡淦中医内科教学查房实录

眩 晕

病案一

某女,58岁。

【主诉】反复头晕1个月。

【现病史】患者1个月来头晕反复发作,头部转动及闭目休息时加重,伴恶心欲吐,视物旋转,耳鸣时作。膝软乏力,行路歪斜欲仆。外院查头颅MRI示:双侧基底节多发腔隙性梗塞灶,脑萎缩。平素性情急躁,目胀痛易作,口干喜温饮,天气寒冷胃痛易作,泛酸,纳差,指麻,手足心热,咳嗽痰黄白相间,易咯出。夜寐欠安,大便偏溏,舌质暗,苔薄黄,脉弦。

【诊断】眩晕。

【辨证】肝肾阴虚,肝阳夹痰瘀上扰清空。

问难:学生诊其脉象,虽弦而弱,视为何脉?

释难:弦脉者"端直以长,如按琴弦",切脉应指有挺直和劲急感,为脉体紧张度强的脉象;弱脉为极软而沉细的脉象,多见于久病虚弱之体,乃血虚脉道不充或阳虚脉搏无力所致,切脉时沉取方得,细而无力。两种脉象在紧张度方面截然相反,不应同时并见。弦为肝脉,可视指下劲急感的程度,又有微弦、小弦、弦硬等不同的描述。

问难:学生认为患者肝脾肾三脏虚损皆有,阴液、精血亏虚并存,肝火、痰热夹杂,先生如何于纷杂之中明辨病机?

释难：眩晕之为病，不外"虚、火、风、痰"。《素问·阴阳应象大论》曰："年四十而阴气自半也。"患者年近花甲，肝肾亏虚，耳鸣、膝软乏力，膝乃肾之外府，耳为肾之窍，皆肾虚表现；口干喜饮，手足心热，提示阴液亏虚，知其肝肾阴虚为主。头晕目胀、性情急躁、脉弦，皆肝阳之征。舌质暗，为体内瘀血存留；咳嗽咳痰，痰色黄白，苔薄黄，为痰热表现。故证属水不涵木，肝阳夹痰瘀扰动清空。患者大便偏溏、乏力，脾虚存在，但不是致病主要原因；肝阳虽亢，却尚无目赤头痛、胁肋灼痛、口苦、便秘尿黄等化火表现。

【治法】滋养肝肾，平肝潜阳，活血化痰。

【处方】左归饮合半夏白术天麻汤加减。

问难：六味地黄丸、左归饮、左归丸皆为滋养肝肾之方，先生何以选择左归饮为治？

释难：六味地黄丸以补肾阴为主，寓泻于补，壮水以制火，适用于阴虚内热证，患者无阴虚内热表现，故不宜用；左归丸纯甘壮水，补而无泻，适用于真阴不足，精髓亏损之证，有育阴以涵阳之功，然其中鹿角胶、龟板胶二味血肉有情之品滋腻碍胃，菟丝子偏温，均不可用；左归饮亦属纯补之剂，药味较左归丸少，滋阴补肾之力略逊，无滋腻、助阳之弊。

问难：既然有瘀血阻络，可否加用通窍活血汤化瘀通络？

释难：通窍活血汤主治瘀阻头面的头痛昏晕、耳聋日久、脱发等症。方中桃仁能润肠通便，患者便溏不宜用；红花偏温助热，且活血力强，也不适合；麝香辛香走窜，开窍醒神，但过于贵重，如需开窍可以郁金、石菖蒲代之；唯川芎、赤芍两味可用：赤芍清热凉血活血；川芎虽性偏温，但行气活血止痛，能上行头目，尚可作为引经之用。

【用药】

熟地黄 12 g	砂仁 3 g后下	山药 15 g	枸杞 15 g
女贞子 15 g	怀牛膝 15 g	川芎 10 g	赤芍 10 g
丹皮 10 g	半夏 10 g	陈皮 6 g	茯苓 15 g
天麻 12 g	钩藤 12 g后下	白术 10 g	山茱萸 6 g

问难：地黄、牛膝皆有不同品种，如何选用？

释难：地黄有鲜地黄、熟地黄、干地黄等分类，鲜地黄和干地黄均为生地黄，有清热凉血、滋阴之效，其中鲜地黄寒性较重，擅能生津润燥，干地黄微寒，尚可补血；熟地黄为干地黄加酒及砂仁蒸制而成，性温，功善养血滋阴，益精填髓，《珍珠囊》谓之："主补血气，滋肾水，益真阴。"本病为肝肾阴虚

蔡淦中医内科教学查房实录

为本,而无虚热之标,故选熟地为宜;该药滋腻碍胃,遇脾胃虚弱者可加砂仁拌用。牛膝因产地不同,而有川牛膝、怀牛膝之别,前者善于活血、引血下行,后者强于补肝肾,患者膝软乏力,肾阴亏虚,选怀牛膝为佳。

问难:葛根是否适用?

释难:患者口干、便溏、颈椎不适,葛根升清止泻、生津止渴,且现代药理研究表明尚有活血作用,能扩张血管,增加血流量,目前广泛应用于治疗心血管疾病;其功效吻合患者病症,但虑药味已多,可先观药效,如欠佳再诊时加用。

问难:《黄帝内经》云人之生长发育有"七七""八八"规律,而时代变迁,人之寿命已普遍延长,先生分析病机:"花甲之人,肝肾虚损",是否还符合今之特点?

释难:患者虽未至花甲之年,在今之寿限尚属中年,但其头颅 MRI 提示有明显的脑萎缩,"脑为髓海",可知其已存在肝肾亏虚,髓海不足。

【疗效】患者服药 7 帖后眩晕已止,余症也减,原方再服 14 剂,以及配合西药活血通络治疗,病情基本改善出院。

眩

晕

病案二

某女,62 岁。

【主诉】头晕 1 个月。

【现病史】患者 1 个月前晨练时低头后忽然头晕,自觉欲仆,休息后缓解。近 1 个月来反复发作,头重,走路时明显,唯恐摔倒,需扶物行走,平卧后减轻。平素情绪急躁,活动后气短,自汗盗汗,倦怠乏力,有时心悸、面部升火,颈项板紧,口干口黏,咽中有痰,咯吐不畅,中脘胀闷,嗳气,手胀,膝软。舌质暗,苔薄黄腻,脉小弦带数。

【既往史】有慢性萎缩性胃炎病史,外院胃镜示慢性萎缩性胃炎,病理示肠化＋。有尿路感染、鼻窦炎、颈椎及腰椎增生骨质病史。

【诊断】眩晕。

【辨证】肝肾不足,气阴两虚,阴阳失调,痰热夹瘀内蕴。

问难:患者各项症状均不典型,又涉及多脏腑,先生如何明辨病机?

释难:患者头晕的特点:头重,行走时欲仆,休息后缓解,倦怠乏力,病机当属本虚标实,虚实夹杂。本虚属肝肾不足,气阴两虚,以气虚为主,阴阳失调;肝肾不足表现为膝软,颈椎、腰椎骨质增生;气虚清阳不升可致头晕,肺脾气虚则见倦怠乏力,中脘胀闷,嗳气,活动后气短,自汗;阴虚表现为口干、盗汗;有时心悸,面部升火为阴阳失调所致。标实即痰热夹瘀内蕴,痰浊上蒙清窍则头晕头重,痰浊中阻故口黏,咽中有痰,咯吐不畅,痰阻经络而见颈项板紧、手胀,痰郁化热则苔薄黄腻,脉数;瘀阻血脉故舌质暗,另外胃镜结果示慢性萎缩性胃炎,病理示肠化＋,从微观辨证的角度亦提示有瘀热内蕴。

问难:患者头晕,自觉行走欲仆,是否为阴虚阳亢,风阳内扰?

释难:典型的阳亢表现当有面红、目赤、头胀痛等症状;肝肾阴虚则有腰酸膝软、口干引饮、耳鸣、舌红少苔、脉细数等征象;而肝阳化风上扰清空的特点在于抽搐、震颤、头摇、跌仆等;患者上述表现皆无,仅有行走时惧怕摔倒,当与其心理因素有关,故未至阴虚阳亢动风的程度。

问难:患者年逾六十,肝肾已亏,并有颈椎、腰椎骨质增生病史,肾主骨生髓,脑为髓海,其头晕发作是否为肝肾亏虚、髓海不足之故?

释难:患者目前花甲之年,有颈椎、腰椎病史,及膝软症状,因而存在肝肾不足的病机,但其头晕主要特点为头重,符合痰浊上蒙清窍的特征。髓海不足、清窍失养之头晕常伴耳鸣、目眩等症状,如《灵枢·海论》曰:"髓海不足,则脑转耳鸣,胫痠眩冒,目无所视,懈怠安卧。"

【治法】滋补肝肾,益气养阴,调和阴阳,佐以清热化痰活血。

【处方】益气聪明汤合半夏白术天麻汤加减。

问难:患者既然肝肾不足,可否予左归丸滋补肝肾?

释难:左归丸组成皆滋补药物,熟地黄、山药、山茱萸、枸杞、菟丝子、牛膝、龟板胶、鹿角胶等,用于本例,患者中脘胀闷,嗳气,苔薄黄腻,无法耐受此类纯补滋腻之品。

问难:补中益气汤合生脉散益气养阴是否适合本例? 先生为何选用益气聪明汤?

释难:补中益气汤、益气聪明汤皆东垣先生所创,所谓"脾胃虚则九窍不通"(《脾胃论》),故以健脾益气升阳立法。《灵枢·口问》谓:"上气不足,脑为之不满,耳为之苦鸣,头为之苦倾,目为之眩",补中益气汤即适用于上气不足之眩晕、头痛、耳鸣诸症;但益气聪明汤升中有降,补中有清,其方药

组成除有人参、黄芪、甘草、升麻益气升阳外,更有蔓荆子、葛根鼓舞胃中清阳上行头目,芍药、黄柏培补肝肾、泻下焦阴火,较补中益气汤更适合本例。此外,患者有颈椎骨质增生病史,施杞教授治疗颈椎病即擅用益气聪明汤,其中葛根一药经现代药理研究表明:其有效成分葛根素能扩张血管、改善供血,目前普遍用于治疗心脑血管病;而颈椎骨质增生致脑供血不足常与血管挛急收缩有关,《伤寒论》:"挛急……芍药甘草汤主之",方中芍药甘草配合能有效缓解挛急。生脉散乃张元素《医学启源》所载,方中人参、麦冬、五味子,一补一清一敛,使气复阴生,脉气得充,心神得宁。用于本例,因患者体内有热邪,当以太子参易人参,而麦冬甘寒滋腻,五味子味酸,患者中脘胀闷,口干口黏,皆不适宜。

问难:天麻钩藤饮、地黄饮子之类是否可以应用?

释难:天麻钩藤饮主治肝阳偏亢、风阳上扰之证,用药以平肝息风为主,兼清肝经实热,用于本例未免过重;地黄饮子用以治下元虚衰、虚阳上浮,痰浊随之上泛,堵塞窍道而致瘖痱证,虽能开窍化痰,但其方温补滋腻,不适于本例。

问难:半夏白术天麻汤主治风痰上扰之眩晕证,患者动风症状既然不明显,该方能否适用?

释难:半夏白术天麻汤即二陈汤加白术、天麻而成,用二陈汤燥湿化痰,白术健脾化湿,以杜生痰之源,丹溪云:"无痰不作眩",故本方化痰为主;《黄帝内经》言:"诸风掉眩,皆属于肝",眩晕一病,总与肝风有关,故配合天麻平肝息风,而止头眩。如李杲云:"足太阴痰厥头痛,非半夏不能疗,眼黑头眩,风虚内作,非天麻不能除。"

【用药】太子参 15 g　　黄芪 15 g　　升麻 6 g　　葛根 15 g
　　　　蔓荆子 10 g　　黄柏 12 g　　赤芍 15 g　　白芍 15 g
　　　　生甘草 6 g　　半夏 10 g　　白术 10 g　　陈皮 6 g
　　　　茯苓 15 g　　石菖蒲 10 g　　天麻 10 g　　鸡血藤 15 g

问难:患者自汗、盗汗,阴阳失调,可否用浮小麦、柴胡、煅龙牡、知母之类调和阴阳?

释难:目前应着重解决头晕、头重的主要矛盾,如主症改善后可进一步考虑使用。

问难:川芎有上行头目的作用及行气活血功效,乃治头痛、头晕之圣药,本例是否适用?

释难:川芎辛温,患者有热邪内蕴,暂不宜用。

【疗效】患者住院期间复查头颅 CT 未见明显异常,经中药上方加减调治 26 日,症状基本消失。

病案三

某女,83 岁。

【主诉】头晕乏力 3 周入院。

【现病史】患者 3 周前在无明显诱因下突感头晕欲仆,伴视物旋转、耳鸣、膝软乏力,查头颅 CT 示:多发性腔隙性梗塞灶,新旧不一。平素耳鸣时作,目糊,头胀痛,但头汗出,颈项板紧,目干,口渴引饮,饮食喜凉,不能耐受热性食物及药物,口舌生疮时作,有时手麻,寐不兴酣,夜尿频数,大便欠通畅,依赖通便药物。舌质暗,前半部舌光无苔,苔根薄腻,右脉弦细,左关脉弦、尺脉细弱。

【既往史】有神经性耳鸣病史 50 余年,高血压病史 30 年,2002、2006 年两次腔隙性脑梗死病史。

【诊断】眩晕。

【辨证】肝肾阴虚,肝阳上亢。

问难:患者有多次腔梗病史,此次发病亦有新发腔梗灶,是否应诊断为中风?

释难:中风以猝然昏仆,不省人事,伴口眼㖞斜,半身不遂,语言不利等为主症,并有中经络和中脏腑之分,前者不经昏仆,仅以㖞僻不遂为主,病情较轻,后者则必有神志改变而病情较重;患者发病过程中既无神昏,又无言语不利,㖞僻不遂等表现,故从中医辨证的角度讲,不应诊断为中风。

问难:患者病情虚实夹杂,目前发病究竟以本虚为主,还是以标实为主?

释难:眩晕发病,不外"风、火、痰、虚",《黄帝内经》云:"诸风掉眩,皆属于肝",乃肝木旺,风自肝起;刘河间主火,"风火皆属阳,多为兼化,阳主乎动,两动相搏,则为之旋转";朱丹溪谓:"无痰则不作眩";张景岳主虚,认为"眩晕一证,虚者居其八九"。患者年事已高,肝肾亏虚,"肾主藏精,主骨生髓",肾精不足,则髓海失养,脑髓、清窍失荣,眩晕、耳鸣、膝软乏力等本虚表

现明显;水不涵木,阴虚阳亢,肝阳上扰清空,则见视物旋转,头晕胀痛,耳鸣目糊,颈项板紧;"头为诸阳之会",津液随阳气升散而走泄于上,症见但头汗出;故患者本虚与标实并重。从舌脉讲:前半部舌光无苔为阴虚之象,舌质偏暗、苔根薄腻,则表示有实邪内蕴;右脉弦细,左关脉弦、尺脉细弱,亦属于虚实夹杂。因此阴虚阳亢的病机互为因果,非独立存在。

问难:患者肝肾阴虚,兼见夜寐欠安,口舌生疮时发,是否为肾水不能上济于心,心火独亢所致的心肾不交证?

释难:心肾不交证以失眠为主症,伴见心火亢,肾水虚的症状,患者虽有肝肾阴虚,但心火亢盛的表现不甚明显,如舌尖红等征象并不存在,夜寐欠安亦非经常发生,且与其夜尿频数有关,心神不宁、心悸不安等症状均未见;因此心肾不交的证候尚不明显。

问难:患者长期耳鸣,又有多次腔梗病史,病机中有无痰、瘀等致病因素?

眩

晕

释难:从中医传统辨证角度讲,患者痰的表现并不显著,最多因其长期神经性耳鸣,难以治愈,归之于"怪病多痰";瘀的表现亦不明显,仅有舌质偏暗,尚无刺痛、瘀斑、肿块等典型征象,故痰、瘀病机目前暂不考虑。

【治法】滋养肝肾,平肝潜阳。

【处方】天麻钩藤饮加味。

问难:患者有夜寐欠安,口舌生疮等症状,可否予交泰丸宁心安神、引火归元或导赤散清心火?

释难:天麻钩藤饮方中本有夜交藤、茯神可宁心安神,交泰丸适用于心肾不交之证,患者心火亢盛表现不著,况且方中有肉桂,性大热,患者饮食喜凉,不能耐受热性食物及药物,此方不宜使用;导赤散主治心经热盛,方中生地清热凉血,用于滋阴则效力较差,木通因其副作用目前已基本不使用,竹叶清心除烦,草稍止茎中淋痛,患者心烦、尿赤涩痛等症状并不明显,且本例治以滋养肝肾,肾阴足则心火自降。

问难:镇肝熄风汤亦用于肝阳上亢之眩晕,有镇肝息风,滋阴潜阳之效,本例是否适用?

释难:镇肝熄风汤证乃因肝肾阴亏,肝阳上亢,气血逆乱所致上盛下虚,《素问·调经论》曰:"血之与气,并走于上,则为大厥",故血随气逆,而见眩晕跌仆,不省人事,或肢体不遂等中风症状,方中重用牛膝引血下行,以治阳亢血逆之标，并有代赭石重镇降逆，配合龙骨、牡蛎镇肝潜阳息风，该方用于本例似有太过，患者阳亢程度尚未达到中风昏厥的地步，而以眩晕、头痛为主症，更适合以天麻钩藤饮治疗。

问难：患者耳鸣的症状显著，能否考虑稍加耳聋左慈丸治疗耳鸣？

释难：患者患耳鸣已多年，病因与其早年的工作经历有关，较之眩晕发作的历史更加长久，因而本次发病中主要矛盾是眩晕，而非耳鸣，我们在临床诊疗时无法做到面面俱到，应善于抓主要矛盾，为患者优先解决首要痛苦。

问难：本例是否适用大补阴丸、左归丸、一贯煎、杞菊地黄丸之类滋补肝肾？

释难：大补阴丸、左归丸方中因有熟地黄、龟板或龟板胶、鹿角胶、猪脊髓等药，用治真阴不足之证，患者尚未达到真阴亏损的地步，且药物较为滋腻。而天麻钩藤饮能照顾到多方面症状，兼具补肝肾、平肝阳、安神、活血等功效，因其滋补肝肾之药力不足，可酌加枸杞子之类加强补阴之力，而一贯煎、杞菊地黄丸因其平肝之力不足目前尚不宜使用。

【用药】天麻 15 g　　钩藤 12 g^{后下}　　生石决明 30 g^{先煎}　杜仲 15 g
　　　　桑寄生 15 g　川牛膝 15 g　　生山栀 12 g　　黄芩 15 g
　　　　益母草 30 g　夜交藤 30 g　　茯神 15 g　　枸杞 15 g
　　　　葛根 15 g

问难：葛根有升阳作用，患者肝阳上亢是否适用？

释难：葛根从传统医学角度讲能升提阳气，但现代药理研究表明，葛根有扩血管、活血、降血压等功效，其药效与使用剂量有关，轻用升提，重用则能扩血管，患者有高血压病，反复腔梗病史，用该药治疗较为适合。此外患者有颈项板紧的症状，《伤寒论》谓："项背强几几，葛根汤主之。"

【疗效】患者服药 14 剂，头晕乏力明显改善，经配合西药治疗，余症也减，病情好转出院。

病案四

某女，75 岁。

【主诉】头晕、恶心 1 日。

【现病史】患者入院前 1 日无明显诱因下头晕发作,伴视物旋转、恶心、呕吐,肢麻偏右,下肢乏力。曙光医院急诊查血压 170/80 mmHg,头颅 CT 示:左侧岛叶多发性基底节腔隙性梗塞灶,老年性脑改变。遂收治入院。治疗期间曾于服药后发生呕吐,遂惧怕服药,药未入咽即刻呕吐,渐至食入即吐。刻下:头晕减轻,常呕吐药、食,纳少,二便尚调,舌胖质暗红,苔薄黄腻,脉弦。

【既往史】有高血压、2 型糖尿病史多年。

【诊断】眩晕;呕吐。

【辨证】脾虚,痰热内蕴,肝气犯胃,胃失和降。

问难:反胃、呕吐两病皆有胃气上逆因素,并见呕出胃内容物,二者该如何鉴别?

释难:反胃一病,《金匮要略》名曰“胃反”,是指饮食入胃,宿谷不化,停留良久,由胃反出的症状,特点在于“朝食暮吐,暮食朝吐,宿谷不化”;病机关键是“胃中无火”。《临证指南医案·噎膈反胃》指出:“夫反胃,乃胃中无阳,不能容受食物,命门火衰,不能熏蒸脾土……治宜益火之源以消阴翳,补土通阳以温脾胃。”呕吐可发生在任何时候,病机乃胃失和降,气逆于上;胃主受纳和腐熟水谷,其气主降,以下行为顺,任何病变有损于胃,引起胃气上逆,皆可发生呕吐。

问难:刻下呕吐病机当如何解释? 望先生指点。

释难:呕吐之病位在胃,病机与肝脾密切相关,脾与胃互为表里,脾虚运化失健,水谷不化,酿生痰湿,日久化热,痰热内蕴中焦,气机不畅,胃气上逆致呕吐;患者呕吐药、食的情况与发病之初不同,刻下尚与其情志不畅有关,每因惧怕服药,药未入咽即刻呕吐,渐至食入即吐;情志致病从中医角度解释往往与肝之关系密切,精神抑郁、情志不畅,则肝失条达,肝气郁结,横逆犯胃,胃失和降而发生呕吐。

问难:患者头颅 CT 提示有腔隙性脑梗死,先生为何不诊断为中风?

释难:中风以猝然昏仆、不省人事,伴见口眼㖞斜,半身不遂,言语不利,或不经昏仆而仅以㖞僻不遂为主症。患者虽有眩晕、肢麻、下肢乏力、舌质暗红等痰瘀阻络表现,却无昏仆、㖞僻不遂等症状。故根据主症诊断为眩晕。

【治法】健脾,清热化痰,疏肝和胃,降逆止呕。

【处方】黄连温胆汤和半夏白术天麻汤加减。

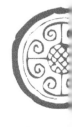

眩晕

问难：学生以为患者目前症状似以呕吐为主，眩晕不十分明显，不解先生用半夏白术天麻汤之故。

释难：半夏白术天麻汤乃治风化痰剂，适用于风痰证，其病源于脾湿生痰，肝风内动，风痰上扰清空，蒙蔽清阳，痰气交阻，浊阴不降，故见眩晕、呕恶。患者目前虽以呕吐症状为重，但究其病机之源，仍为脾虚运化失司，痰湿蕴阻中焦，肝木失却条达，风阳挟痰上扰。此方既有天麻化痰息风以止头眩，又蕴含二陈汤燥湿化痰理气和中，并有白术一味，与茯苓相合，健脾渗湿，尤能治痰之本。

问难：患者发病有一定精神因素，治法中亦有疏肝，为何不以柴胡疏肝散或逍遥散为主方？

释难：二方并为调和肝脾之主方，前者治证以肝郁气滞为主，后者为肝郁血虚，脾失健运而设；方意均以疏肝为要。而患者病机虽有肝郁，但其症状、程度不甚严重，仅表现在轻度的情志不畅，而无胁肋疼痛、精神抑郁等典型的肝气郁滞症状。故本例以二方为主治疗似有过之；取其中部分疏肝药物即可。

问难：苓桂术甘汤方善治痰饮，不知此处是否可用？

释难：苓桂术甘汤为治痰饮病之主方，能温化痰饮，健脾利湿。《金匮要略》："病痰饮者，当以温药和之"，故方中有桂枝，辛温以温阳化饮。适用于痰饮留滞而偏寒者。患者虽有脾湿生痰之机，但其苔薄黄腻，痰已化热，故不宜用。

【用药】太子参 10 g　　白术 10 g　　　茯苓 15 g　　半夏 10 g

　　　　竹茹 6 g　　　　川黄连 3 g　　陈皮 6 g　　吴茱萸 2 g

　　　　天麻 10 g　　　枳壳 15 g　　　丹参 15 g　　生姜 3 片

　　　　柴胡 10 g　　　郁金 10 g　　　旋覆花 10 g^{包煎}

问难：吴茱萸性味辛热，是否有助热之弊？

释难：吴茱萸在此处与川黄连相配，取其辛开苦降之用，且用量仅 2 g，不会助热。

问难：是否可用枇杷叶降逆化痰？

释难：枇杷叶多用于肺胃不和之呃逆、呕吐，善清肺胃之热；患者为肝胃不和，故取旋覆花"散结气、通肝络"之功效，又能消痰行水，降气止呕。且旋覆花合太子参、半夏、生姜，取旋覆代赭汤之意，降逆化痰，益气和胃。

问难：旋覆代赭汤原方为人参，老师为何易为太子参？

释难：太子参较平和，人参、党参均偏温。

问难：患者纳少，可否加苍术健脾？

释难：苍术辛苦性温，其功效在于运脾，而非健脾；擅运脾燥湿，用于湿困脾胃之腹胀、纳差，且舌苔偏腻者。患者目前脾运尚佳，究其纳食减少主要出于心理因素，因惧怕呕吐而不敢进食，故不需与之。

问难：服药有何要求？

释难：宜浓煎，少量频服，因患者情志不畅，用药的同时还要进行心理疏导。

【疗效】患者服药7剂，头晕、呕吐未作，原方再进14剂巩固疗效，症情稳定出院。

病案五

某女，65岁。

【主诉】头晕伴视物旋转1周。

【现病史】患者1周前劳累后出现头晕，伴视物旋转，轻微头痛，休息后无缓解。当时未予重视，未就诊治疗。2016年7月11日因症状无法缓解，至上海市杨浦区市东医院就诊，查头颅MRI示：两侧放射冠区多发腔隙灶；查颈动脉超声示：双侧颈动脉毛糙。予血塞通治疗后略有缓解，现拟诊"腔隙性脑梗死"收治入院。

刻下：神清，头晕，无视物旋转，胃纳欠佳，夜寐不安，二便尚调。苔薄腻，有裂纹，舌质淡红，舌边有齿印，脉小弦滑。

【既往史】平素多发口腔溃疡，多饮热水可缓解。

【诊断】眩晕。

【辨证】脾肾两虚，痰瘀互结。

问难：患者头颅MRI示两侧放射冠区多发腔隙灶，诊断可否为中风病？

释难：患者言语流利，无肢体活动障碍，仅表现为头晕、视物旋转，从中医的角度讲属眩晕病；从西医角度患者头颅MRI显示有腔隙灶，可属于中风病范畴。

问难：眩晕的病因病机有哪些？

释难：眩晕的病因有"风、火、痰、虚"，《灵枢》主张多为虚致病，如"上气不足"、"髓海不足则脑转耳鸣"；朱丹溪主痰，刘河间主肝火，张景岳则认为"无虚不作眩"。由此可见眩晕患者大部分属虚证。

问难：本案患者平素口腔溃疡容易发作，是否说明有实证？

释难：本例中患者从症状表现上看实证不明显，虽然平素口腔溃疡容易发作，但并非实火所致，因其多饮热水可以缓解，当属体内阴火，以虚为主。

问难：既然以虚为主，那么患者舌有裂纹，可否辨证为阴虚？

释难：患者年逾花甲，记忆力减退，已有肾虚之候，但阳虚阴虚无从辨证，既无口干多饮，虽舌有裂纹，却冬天怕冷。此外阳虚也不明显，患者劳累后发病，属气虚的特点。因此辨证属髓海不足、痰浊阻络。

问难：予血塞通治疗后患者症状略有缓解，这句话该如何理解？

释难：说明有血瘀的存在，MRI 显示有脑梗死，且经血塞通(成分为三七皂甙)活血化瘀治疗症状有所好转。

【治法】健脾益肾，祛瘀化痰。

【处方】补中益气汤合右归丸加减。

【用药】

黄芪 15 g	党参 9 g	熟地黄 15 g	杜仲 15 g
当归 10 g	升麻 6 g	柴胡 6 g	白术 10 g
半夏 9 g	天麻 9 g	茯苓 15 g	陈皮 6 g
生甘草 6 g	川芎 10 g	丹参 10 g	肉桂 3 g
赤芍 15 g	白芍 15 g		

问难：愿闻老师处方深意。

释难：黄芪、党参、白术、茯苓补气健脾；升麻、柴胡相佐，升提中气；陈皮理气和胃；当归、川芎、丹参、赤芍、白芍活血养血；熟地、杜仲益肾；肉桂引火归元；半夏、天麻化痰息风。

问难：可否加入鹿角胶等重补之品？

释难：患者虽有脾肾两虚，但尚未严重，补虚之品用量不宜重，同时需要兼顾祛瘀与化痰。

【疗效】患者服药 5 剂，胃纳较增，头晕减轻，守方予合欢皮 15 g、夜交藤 15 g。出院带回，门诊调治。

蔡淦中医内科教学查房实录

郁　证

病案一

某女,52岁。

【主诉】反复腹胀肠鸣1年余,加重1周。

【现病史】腹中肠鸣,攻窜作胀,大便欠畅日行1次,时有黏冻,无脓血便。外院肠镜示慢性结肠炎。近1年来消瘦10 kg,时有自觉脊背发麻,似蚁爬行,如有物哽喉,吞之不下,吐之不出。舌淡苔厚腻,脉小弦。

【既往史】有乳腺小叶增生史。

【诊断】郁证。

【辨证】肝气郁结,痰气交阻。

问难:患者腹胀攻窜不定,似为气聚于内,何不诊为聚证?望先生指点。

释难:聚证的定义是腹中结块,聚散无常,与患者表现不符。凡来去不定,走窜无常者,都属于气。本病当属郁证,为情志不舒,气机郁滞所致。病机为肝气郁结,兼有脾虚生痰。

问难:何来脾虚生痰?

释难:此乃木郁乘土所致。肝郁犯脾,脾失健运,蕴湿生痰。患者肠鸣,便挟黏冻,消瘦,舌淡,苔厚腻,皆为脾虚运化失司表现。痰阻气聚,胶于喉咙,故自觉咽中如有炙脔,吐之不出,吞之不下,即所谓"梅核气"也,为郁证表现之一。

【治法】疏肝理气,健脾化痰。

【处方】柴胡疏肝散合半夏厚朴汤。

问难:逍遥散是否可用?

释难:逍遥散为肝郁血虚,脾失健运之证而设,功能疏肝解郁,养血柔肝,在此可以加减使用,但其疏肝理气之力不足,宜适当加强。

问难:患者舌有裂痕,自觉口干,是否为肝郁日久,化火伤阴的表现?

释难:肝郁化火常见目赤头痛,胁肋灼痛,口苦口干,尿赤便秘,舌质红,苔黄;患者并无上述症状。伤阴的典型舌脉表现为:舌红少津,或舌质光红,脉细;患者亦未见有。可知口干乃痰气交阻,津液不能上承于口之故。

【用药】柴胡 10 g   制香附 10 g   枳实 15 g   半夏 10 g
        厚朴 10 g   白术 10 g   当归 10 g   茯苓 15 g
        苏梗 10 g   川芎 6 g   陈皮 6 g   柏子仁 15 g

问难:白芍功善柔肝活血止痛,为何弃之不用?

释难:因其甘寒养阴,而有助痰湿之弊,且患者无明显腹痛表现,权衡利弊,故而不用。

问难:原方以枳壳行气疏肝解郁,缘何易为枳实?

释难:枳壳改为枳实,除有理气作用,尚有通便之功。

问难:肢麻如何解释?

释难:肢麻之机理:一为络脉不和,气血不通;二为经络有痰。患者脾失健运,蕴湿生痰,四肢禀气于脾,痰液流于四肢经络故有此症。可以白芥子、指迷茯苓丸治疗。

问难:患者肠镜检查提示慢性结肠炎,并且有黏液便,是否应加用清热药?

释难:本病便挟黏冻之机理,非同痢疾之湿之邪留滞肠中伤于气分,而属痰饮之邪停滞大肠,气机不利。仍以化痰理气为治。

【疗效】服药 7 剂,肠鸣消失,腹胀也减,咽梗未除,守方加木蝴蝶 6 g,续服14 剂,余症未尽,门诊继续调治半年,诸症悉除。

病案二

某女,41 岁。

【主诉】反复头晕2个月余。

【现病史】患者2个月余前受惊吓后出现头晕反复发作,有时视物旋转,伴胸闷心悸,微感恶心,心烦易悲,无呕吐,耳鸣,膝软乏力,口干喜饮,无恶寒发热,纳可,夜寐梦多,形体略丰盛,平素心情抑郁,多思善虑,大便每日2~3次,有时不成形,小便调,舌尖红,舌边有瘀斑,苔薄黄腻,脉细数。血常规示白细胞计数$10.2×10^9$/L,中性粒细胞比率74%。肺部CT未见明显异常。

【既往史】有胆结石病史,已手术切除胆囊。1个月前感冒后咽痛、咳嗽,血常规白细胞计数升高,经抗生素(青霉素、左氧氟沙星)治疗,症状已明显减轻。月经史正常。

【诊断】郁证。

【辨证】痰火上扰证。

问难:患者主诉为头晕反复发作,先生的诊断为何是郁证,而非眩晕?

释难:本例中患者主诉虽为头晕反复发作,但在询问病史时却是症状纷繁错杂,通过问诊可以看出患者有明显的情志抑郁,多思善虑,与人交流则精神紧张,甚至会拒绝交谈;而从发病的诱因看,主要是因为突受惊吓以至于出现诸多症状,在反复发作的同时尚伴有情志的波动。综合以上信息可知本例属情志病,故而诊断为郁证更能够全面地概括病因病机。

问难:《金匮要略》中百合病、脏躁等疾病亦属于情志致病,其症状表现上也有类似悲忧欲哭,喜怒无常等,本例的诊断能否考虑这些疾病?

释难:《金匮要略·百合狐惑阴阳毒病脉证并治》:"百合病者,百脉一宗,悉致其病也。意欲食,复不能食,常默然,欲卧不能卧,欲行不能行;饮食或有美时,或有不用闻食臭时;如寒无寒,如热无热;口苦,小便赤;诸药不能治,得药则剧吐利。如有神灵者,而身形如和,其脉微微。"本病以神志恍惚、精神不定为主要表现,发病多起于伤寒大病之后,余热未解,或平素情志不遂,而遇外界精神刺激所致。属情志之较重者,本例尚未达到百合病的程度。脏躁一病,《金匮要略·妇人杂病》篇曰:"妇人脏躁,喜悲伤欲哭,象如神灵所作,数欠伸,甘麦大枣汤主之。"即以妇女精神忧郁,烦躁不宁,无故悲伤欲哭,呵欠频作为主要表现的情志疾病;该病的发生以孕期、产后,以及更年期为多见,乃脏阴不足,精血内亏,五脏失于濡养,五志之火内动,上扰心神所致,患者41岁,月经正常,年龄亦未至天癸竭之时,且无明显的阴虚表现,虽有些情绪波动,尚不能诊为脏躁。

郁

证

问难：患者有诸多虚证的表现,如膝软乏力,口干,夜寐梦多,大便次数增多等,先生辨此证却属实证痰火上扰,可否详细解释病机?

释难：从本例的证候表现分析,患者舌尖红,苔薄黄腻,形体偏胖,胃纳佳,面色红润,身体较为壮实,皆属实证表现,相较而言,患者大便次数多,有时不成形,膝软乏力等表现,虽有一定的脾虚症状,但不甚明显。从病机分析,患者病情较为怪异,所谓"怪病多属痰",加之形体丰盛,朱丹溪提出"肥人多痰湿",烦躁、苔黄腻、舌尖红为痰湿化热化火的表现,故而发病以实证痰火上扰为主。此外从西医学角度考虑,患者外感后咽痛咳嗽,白细胞升高,有细菌感染,从中医辨证角度亦为实邪导致,即痰火。

【治法】清泻痰火。

【处方】黄连温胆汤加味。

问难："脾为生痰之源",患者又有一定的脾虚,其痰火是否考虑通过健脾治疗以杜绝痰湿产生的基础?

释难：中医的痰可分为有形之痰和无形之痰,是水液运化失常的病理产物,其形成与水液运化障碍有关。"百病多由痰作祟"即多指无形之痰而言。有诸多因素皆可影响水液的正常运化,脾虚生痰仅仅是其中一个方面,就本例而言,患者虽有脾虚但程度尚轻,而肝郁更为严重,肝主疏泄,若情志不遂,肝气郁结,气机不畅,津液转枢失调,亦可聚而为痰。故治疗痰证并非一定从健脾着手,尚有行气化痰之法。且目前患者以实证为主,痰火较为明显,舌苔较腻,尚不适于进补,宜清泄痰火。

问难：丹栀逍遥散亦可舒肝解郁清热,本例能否应用?

释难：丹栀逍遥散是在逍遥散的基础上加丹皮、栀子而成,肝郁血虚日久,生热化火,逍遥散不足以平其火热,故加丹皮以清血中之伏火,炒栀子善清肝热并导热下行。临床多用于肝郁血虚有热所致的月经不调、经期吐衄等病,具有清热养血、疏肝健脾的作用。本例虽有火热之邪,但因于痰火,而非血虚有热,故治疗当以清泻痰火为宗旨,丹栀逍遥散与本例病机不相符合。

问难：《伤寒论》名方"柴胡加龙骨牡蛎汤"常用于治疗情志不遂疾病,患者惊恐抑郁是否适用?

释难：柴胡加龙骨牡蛎汤出于《伤寒论》107条,由小柴胡汤去甘草加龙骨、牡蛎、桂枝、茯苓、大黄、铅丹而成,具有和解枢机、镇惊安神之功,治疗少阳枢机不利,肝胆气滞,久郁化热,上扰心神而致的少阳兼烦惊证。现代研究中该方常用于治疗精神疾病、更年期综合征及内分泌失调之精神不宁,主要是利用其疏解三焦气机补虚安神,使情志畅达。患者的症状表现从西医学角度讲存在躯体化焦虑抑郁状态,即由心理因素导致的躯体症状,可考虑该方中部分药物,但原方中铅丹有毒,临床已不用于内服;大黄清泻阳明,患者大便次数偏多,故当有所取舍。

【用药】

黄连 6 g	半夏 9 g	陈皮 6 g	茯苓 15 g
生甘草 6 g	枳壳 15 g	炒竹茹 6 g	柴胡 9 g
煅龙骨 30 g	煅牡蛎 30 g	石菖蒲 9 g	广郁金 9 g
连翘 12 g	象贝母 9 g		

问难:患者白细胞计数升高,能否加用大青叶、板蓝根清热解毒?

释难:白细胞计数升高未必都是炎症,有时也可因应激免疫反应造成,患者白细胞计数偏高,其中性粒细胞的比例并不太高,仅占74%,况且这种情况已反复持续1月,已用西药抗生素治疗,中药中不必再加用清热解毒之药。

问难:鱼腥草、蒲公英之类清热泻火化痰,可否应用?

释难:这两味药多用于清肺胃之热,患者属肝郁化火,并不是肺热生痰,故不考虑。

问难:本例治疗尚应注意什么?

释难:患者的病因治疗也很重要,本例的发病有情志因素作祟,除药物治疗手段以外,当注重从心理疏导方面着手,以期标本兼顾。

问难:薄荷舒肝清热利咽能否适用?

释难:薄荷舒肝清热之力较轻,患者目前外感症状亦不明显,故不必使用。

问难:水牛角、羚羊角之类清热凉血药可否应用?

释难:患者属痰热致病而非血热妄行、肝风内动,水牛角、羚羊角之类不适用。如痰火较盛进一步可考虑使用胆南星、天竺黄清热化痰,但患者痰火尚未达到如此严重的程度。

【疗效】患者服药3剂后头晕、胸闷减轻,恶心消失。守方续服3剂,余症也减。出院后带回14剂,并门诊调治。

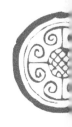

郁

证

胸　痹

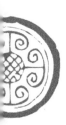

某男,59 岁。

【主诉】反复胸闷心悸 2 年余,加重 1 周。

【现病史】患者 2 年前无明显诱因下出现胸闷、心悸,在曙光医院确诊为高血压病、高血压心脏病,予科素亚、消心痛等药物治疗,以上症状时作;近日因工作劳累,出现胸闷如窒,心悸加重,伴心前区刺痛、向左背放射,目糊,血压 180/110 mmHg。刻下:左胸膺刺痛、胸闷,动则气短、心悸时作,颈项板紧,易怒,有时指麻,咳嗽痰白,耳鸣,夜寐短少。形体丰盛,面色黯,舌胖,质暗红,苔薄黄腻,有裂纹,脉小弦且结。

【既往史】有高血压病史 7 年,高脂血症病史 2 年。吸烟史多年。

【诊断】胸痹,心悸。

【辨证】痰瘀互结,气机不畅。

问难:患者主诉以胸闷、心悸为主,但胸痛不甚明显,其诊断主、次如何判定?望先生指点。

释难:患者发病主症为胸闷如窒,心前区刺痛,胸痹的症状较典型,故诊断明确;心悸则为时作时止,非持续性,在此次发病时属兼挟症状,应为次要诊断。

问难:患者年近花甲,耳鸣、目糊,颈项板紧、易怒,并有高血压病史,是否存在肝肾亏虚,肝阳上亢的病机?

释难:虽言"男子……七八,肝气衰,筋不能动,天癸竭,精少,肾脏衰,形体皆极"(《素问·上古天真论》),患者年近花甲,却无明显肝肾亏虚表现,如头晕、腰膝酸软、咽干，夜尿频多等症状皆无，因而肝肾亏虚的病机不存在。患者虽有肝阳表现，如耳鸣、易怒，但并不明显，肝阳上亢的典型症状如面红目赤、眩晕、头目胀痛等均未见到；其目糊也属于一过性症状，且高血压病未必都表现为肝阳上亢。

问难：愿闻病机之详。

释难：患者因职业之故，平素应酬较多，嗜食肥甘厚味，酿生痰湿，形体丰盛，加之工作繁忙，思虑伤脾，脾虚生痰，皆导致痰浊内蕴，常有咳嗽咳痰；痰阻脉络，日久血行不畅，瘀血留存，痰瘀互结，痹阻心脉，则见胸闷如窒，甚则胸膺刺痛，放射于背部；心脉失养，故心悸时作；舌质暗红、面色黯、脉结等均为瘀血表现。"思则气结"，肝气郁结，疏泄不畅，故平素易怒、耳鸣、颈项板紧。

问难：患者咳嗽咳痰、舌苔薄黄腻、脉数，是否存在痰浊化热？

释难：如有痰浊化热，当表现为黄痰、口干口苦等症状，患者咳嗽痰白，上述症状皆无，非痰浊化热；因其有吸烟史多年，长期熏蒸于舌，则舌苔偏于黄腻。

【治法】化痰活血，宽胸理气畅中。

【处方】瓜蒌薤白半夏汤合四逆散、二陈汤加减。

问难：温胆汤、丹参饮之类可否用于化痰活血？

释难：丹参饮活血力弱，可酌情加入方中使用，其中丹参性偏凉，尤适宜于有热象者。温胆汤即二陈汤加枳实、竹茹、生姜、大枣，能理气清热化痰，本例亦可加减使用，因患者无明显痰热内扰，故去清化热痰之竹茹。此外，王肯堂著《证治准绳》，该书中载有十味温胆汤一方，乃温胆汤去竹茹加人参、熟地、远志、五味子、酸枣仁等药，能补气养心，患者有心悸、气短等心气虚症状，方中药物可酌情加用。

问难：血府逐瘀汤多用于治疗瘀阻心脉，本例中先生为何不用？

释难：血府逐瘀汤组成中生地虽清热凉血，但寒性较重，滞脾碍胃，不宜使用；桔梗、川芎皆有升提作用，患者有高血压，亦不宜用。

问难：瓜蒌薤白白酒汤亦有通阳散结、行气祛痰作用，是否适用于本例？

释难：该方多用于寒凝心脉之胸痹，故以薤白、白酒辛温通阳，开痹散寒为主；本例患者以痰浊瘀血蕴结心脉，当以半夏、瓜蒌化痰宽胸为主。

问难：患者血压偏高，可否考虑予以平肝药物治疗？

释难：患者虽无肝阳上亢的病机，但治疗高血压病，可以从平肝角度考虑。平肝药物如黄芩、珍珠母、钩藤、菊花等可酌情选用。

【用药】全瓜蒌 15 g 打碎　　薤白 6 g　　　半夏 10 g　　　柴胡 10 g

　　　枳实 15 g　　　赤芍 15 g　　　炙甘草 6 g　　　桃仁 10 g

　　　广郁金 10 g　　益母草 15 g　　葛根 15 g　　　水红花子 15 g

　　　川牛膝 15 g　　夏枯草 15 g　　陈皮 6 g　　　茯苓 15 g

　　　丹参 15 g　　　黄芩 10 g　　　麦冬 15 g　　　石菖蒲 10 g

问难：夏枯草、水红花子、益母草之用意何在？

释难：因方中活血药物力量不足，红花偏热不宜使用，故可以性凉之水红花子、益母草代替。夏枯草清肝火、化痰散结，尚能降血压。

问难：先生平素常用生甘草，本例为何改用炙甘草？麦冬、生地黄皆可滋阴，先生为何独选麦冬？

释难：患者心悸、脉结，《伤寒论》谓"伤寒脉结代，心动悸，炙甘草汤主之"；故以炙甘草补养心气，配合麦冬滋养心阴。此外，麦冬偏于养心阴，而生地黄专于滋肾阴，故本例当选用麦冬更为适合。

问难：本例可否用苦参、茶树根之类治疗心悸？

释难：患者心悸非持续性发作，以炙甘草、麦冬之类补心气、养心阴配合活血化痰即可，如效果欠佳，心悸不除，再考虑应用该类药物。

【疗效】患者服药 7 剂后胸痛、心悸均减，再服 14 剂好转。

发　热

病案一

某女,73 岁。

【主诉】反复发热 3 年余,近 1 个月来又发作。

【现病史】患者于 2006 年夏季开始,在无明显诱因下出现发热,伴恶寒、鼻塞、流涕,体温波动于 37.5~38.8℃,历时 3 个月余,此后 3 年来每于夏季发热即作,3 个月后自行消退。多次住院检查治疗,病因未明。2009 年 5 月 11 日,患者吹风扇后又见恶风怕冷,鼻塞流涕,头痛,咽痛,周身酸痛,继而发热,体温 38.8℃,5 月 12 日赴东方医院查血常规示：白细胞计数 13.0×10^9/L,中性粒细胞比率 60.3%;肺功能示：以阻塞为主的混合型通气功能严重减退;胸部 CT 示左肺下叶背段结节样致密影,考虑结核球可能大。予抗生素治疗后血常规恢复正常,但发热未除。发病以来,纳差,乏力,自汗,动则气急,咽痒,咳嗽痰少,色白质黏,口干,小便灼热涩痛,大便偏干欠畅,舌质暗,舌光无苔,脉弦滑数。

【既往史】患者有慢性支气管炎病史十余年,每遇天气变化或受凉时咳嗽、咳痰即作,逐渐动则气促;有胃癌手术史(胃 4/5 切除)、胆囊切除手术史。

【诊断】外感发热。

【辨证】素体肺脾两虚、气阴不足,新感时邪。

问难：患者发热如何辨明外感、内伤?

释难：患者发病既有内伤的基础,又有外感时邪的病史,因其患慢性支气管炎十余年,咳嗽、咳痰反复发作,逐渐耗伤肺之气阴,常自汗、动则气急;尚有胃癌病史,已经手术切除,脾胃之气阴亦受损伤,脾气虚则纳差、乏力,胃阴虚见口干、大便偏干欠畅、舌光无苔;本次发热之初因有明显外感因素(吹风扇),并有恶风怕冷、鼻塞流涕、头痛、咽痛、周身酸痛等表证,血常规检查亦体现出细菌感染的特点,其发热属外感所致无疑,乃因正气亏虚,卫外不固,易受外邪侵袭。而在近一月来的病程中,风热之邪逐渐祛除,正虚邪恋,尚有余邪残留。

问难:所谓时邪是何种外邪? 望先生指点。

释难:患者发病季节多在夏日,乃暑热之邪所主,此次发热已属立夏之后,又有吹风扇的诱因,《黄帝内经》云:"风者,百病之长也",风邪常为外邪致病的先导,六淫之邪多附于风侵犯人体致病,故从季节分析,此次发病之初当为风热外感。

问难:既属外感发热,从卫气营血辨证分析,目前邪气所在何处?

释难:从症状表现分析,患者发热为风热外邪侵袭肺卫,内传踞于阳明气分,煎熬津液,耗伤气阴,经治疗后余邪留恋,仍见发热、口干、大便偏干欠畅,脉弦滑数。

问难:患者舌质暗,是否为瘀血的表现? 或为热入营分、血分所致?

释难:患者长期罹患慢性支气管炎,反复咳嗽咳痰耗伤肺之气阴,肺主一身之气,肺气虚则无力推动血行,血流滞缓,日久成瘀;此外还有胃癌病史,癥积之病亦属气滞血瘀积块而成,故体内当有瘀血存在,但其发热从表现上看,并非瘀血所致,无论气虚、阴虚或瘀血所致的内伤发热,多以低热表现为主,且不伴有表证。热入营血乃属病邪内陷的深重阶段,邪热蒸腾鸱张,营阴受损,心神被扰,常有神志改变,患者此刻病邪尚未达到如此深度。

问难:"肾主纳气",患者有动则气急的症状,是否因肾虚、摄纳无力之故?

释难:"肺主气,司呼吸",患者动则气急,属于肺气虚,宣肃失常所致,肾虚失于摄纳者多表现为呼吸表浅,静止不动时即有气促发作,并见水肿表现,患者目前尚未至肾虚不纳的地步。

问难:患者有慢性支气管炎病史,现咳嗽有痰,脉弦滑数,其发热是否属痰热之邪内蕴所致?

释难:患者目前辨证属虚实夹杂,既有本虚的基础,又有实邪存在;然

而其发热致病邪气究竟是外感病邪，还是体内有形的病理产物，当分辨清楚。患者因长期罹患慢性支气管炎，肺脾两虚，"脾为生痰之源，肺为贮痰之器"，伏痰内蕴是必然的；但此次发病存在明显表证，为外感时邪致病确定无疑；究竟有无外感引动体内伏痰化热的情况，当看其症状特点：患者虽有咳嗽，但较轻微，且无咯吐黄痰、舌苔黄腻等表现，痰热之象尚不明显。

【治法】清热解表。

【处方】蒿芩清胆汤合连朴饮加减。

问难：患者肺脾两虚、气阴不足，是否予兼以补肺健脾，益气养阴药治疗？

释难：虽然患者本虚表现较为明显，乏力、自汗、动则气促皆见，但目前外感时邪尚未祛除，治疗当以祛邪为先，待表邪散尽，再考虑扶正治疗。

问难：患者舌质暗，能否加用活血化瘀药物治疗？

释难：可以考虑使用一两味药物，但活血化瘀不是主要的治法。而且活血化瘀治疗应注意选择凉性活血药物，避免使用当归、川芎等偏于温热的药物，以免助热留邪。

问难：本例为何予蒿芩清胆汤治疗？请先生指点。

释难：蒿芩清胆汤属于和解少阳的方剂，俞根初创立此方用于治疗少阳湿热证，热重于湿者，其书《重订通俗伤寒论》中谓："此为和解胆经之良方，凡胸痞作呕，寒热如疟者，投无不效。"本例患者发热已连续三年，发病多见于夏季三月，乃暑湿当令的季节，且其发热之前多有恶寒表现，此方用之较为适宜；此外，患者胸部 CT 示左肺下叶背段结节样致密影，考虑结核球可能大，故尚未排除结核病发热的可能，方中青蒿、黄芩经现代药理研究表明，对于结核杆菌有一定抑制作用，还可兼顾患者可疑结核菌感染的情况。

问难：既然辨证尚有表邪留恋，先生处方中为何不予麻、桂之类解表？

释难：麻黄、桂枝皆辛温解表药，针对风寒外感之病，患者属外感风热，用之则药不对证；连朴饮方中有豆豉一药，味辛、微苦，性寒，能解表除烦，尤宜于风热邪气致病。

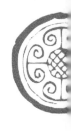

发

热

【用药】青蒿 30 g	黄芩 10 g	半夏 10 g	陈皮 6 g
枳实 15 g	茯苓 15 g	竹茹 6 g	黄连 3 g
厚朴 10 g	豆豉 10 g	山栀 10 g	石菖蒲 10 g
芦根 30 g	鸡苏散 15 g^{包煎}	桃仁 10 g	丹参 10 g

问难：白虎加人参汤适用于热病气津两伤的情况,用于本例是否合适?

释难：白虎加人参汤中石膏、知母过于寒凉,患者此刻并非阳明气分热盛之高热、烦渴引饮,且脾胃虚弱,恐其损伤脾胃;方中人参亦有敛邪之弊,患者目前余邪未尽,用之欠妥。

问难：蒿芩清胆汤中是碧玉散,该处方中为何改为鸡苏散?

释难：碧玉散为六一散加青黛组成,功能清暑利湿而清肝,主治暑病目赤咽痛而无表证;鸡苏散由六一散加薄荷组成,功能祛暑利湿疏风,主治暑湿而兼表证,本病例因有恶风怕冷,鼻塞流涕等表证,故改用鸡苏散较为适宜。

问难：活血化瘀治疗为何选择桃仁、丹参,而不用丹皮、赤芍?

释难：桃仁活血化瘀、化痰止咳、润肠通便,患者咳嗽痰少,大便偏干欠畅,用之较为适宜;丹参凉血活血,现代药理研究表明尚有抗菌作用,能抑制人型结核杆菌,患者查胸部 CT 示存在结核球可能,尚不能排除结核病发热,邵长荣教授研制治疗肺结核中成药芩部丹,即含有该药;而丹皮、赤芍偏重于凉血,如患者有热入营血,舌质红绛,斑疹隐隐的表现,可以使用两药,但目前热邪尚未入营、入血,故不考虑应用。

问难：如解表治疗后热仍未退,进一步考虑如何治疗?

释难：若恶风怕冷等表证已除,仍有发热,可考虑清暑益气,养阴生津,用《温热经纬》清暑益气汤,此外可根据实验室检查结果确定治疗方向,若经进一步检查有结核菌感染,尚须应用抗结核治疗。

【疗效】患者服药 7 剂后症情略减,结核菌素实验呈阳性,痰中找到抗酸杆菌,遂转肺科医院继续治疗。

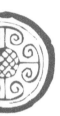

病案二

某女,50 岁。

【主诉】发热 2 周,伴有干咳。

【现病史】两周来低热时作,多见于午后,自觉面部升火,干咳无痰,口渴引饮,倦怠乏力、纳少,小便赤涩,大便偏干,两日 1 行。面色无华,口唇色淡;舌质淡红,苔薄腻而干,脉弦细带数。

【既往史】有尿路感染、贫血病史。

【诊断】内伤发热，咳嗽。

【辨证】气血两亏，阴火内乘，燥邪干肺，肺气失宣。

问难：患者发热之外感、内伤如何明辨？请先生指点。

释难：发热病证，首应辨明外感、内伤。外感发热因感受外邪所致，常起病急骤，病程较短，发热初期多伴有表证，一般认为："有一分恶寒便有一分表证"，患者发病前后并无恶寒怕风症状，亦无脉浮表现，可知无表证存在。内伤发热皆由内因引起，多起病徐缓，病程较长，反复发作。其病因或为气郁、血瘀，或由气、血、阴精亏虚所致。患者有贫血病史，面色无华、口唇色淡、纳少、倦怠乏力，为气血亏虚之征，辨证当属气血两虚的内伤发热，伴见面部升火乃气弱血虚，阳浮外越所致。

问难：患者证见午后低热，干咳无痰，口渴引饮，便干，脉细数，皆阴虚之象，为何不辨为阴虚发热或肺阴虚咳嗽？

释难：阴虚证当有手足心热、骨蒸盗汗、心烦、少寐、多梦、舌干红少苔或无苔等阴虚火旺之象，患者并不具备。而燥为阳邪，其性干涩，常自口鼻而入，最易伤肺，肺与大肠相表里，导致干咳无痰，口渴、便干、苔薄腻而干等征象，故本例乃燥邪干肺，但燥热较轻。

问难：燥邪有温燥、凉燥之分，本例如何分辨？

发

热

释难：燥邪为病，秋季多见，由于相兼寒热邪气不同，分为凉燥和温燥：初秋时节，夏热余气未散，久晴无雨，秋阳以曝，燥与热合，感之多病温燥；秋深初凉，西风肃杀，燥与寒合，感之多病凉燥。刻下正值夏末秋初，当属温燥袭人。

问难：何谓阴火？

释难：阴火学说由李东垣在《脾胃论》中提出，阴火即邪火，包括以下几种内火：情绪变动，五志过极所产生的心火；肝气有余，木旺产生的肝火；下元亏虚所产生的肾火；气虚阳浮、阴血不足导致的虚火。患者气血两亏，阴火内乘，即气血不足所致虚火。

【治法】益气养血，清热泻火，宣肺达邪。

【处方】补中益气汤合桑杏汤加减。

问难：患者病属气血两虚，血虚发热常用归脾汤治疗，先生为何独选补中益气汤？

释难：归脾汤主治心脾两虚证，其证除脾气亏虚之虚热、食少、体倦乏力、面色不华外,尚有心血不足之心悸怔忡、健忘失眠、盗汗等表现;故方药组成以养心、益脾并进:既有人参、白术、黄芪、甘草、生姜、大枣甘温补脾益气,又含当归养肝以生心血,茯神、酸枣仁、龙眼肉养心安神,尚有远志交通心肾而定志宁心。患者虽有血虚存在,但无血不养心表现,故归脾汤不适用。而补中益气汤专主脾胃气虚证,同具人参、白术、黄芪、甘草健脾益气,甘温除热,当归养血和营,因脾胃气虚下流于肾,而阴火得以内乘,故用升麻、柴胡升举下陷之清阳,以制阴火;方中黄芪、当归相配尚有阳升阴长、气旺血生之意。

问难:泻阴火当如何体现?

释难:东垣创阴火学说,并立补脾胃、泻阴火、升阳气之治则,常以黄芩、黄连、黄柏、石膏之类以泻阴火。补中益气汤泻阴火之力略显不足,可加黄柏清热泻火。

问难:桑杏汤与杏苏散之方药差别何在?

释难:二者皆为治燥方药,但证有温、凉之异。桑杏汤清宣温燥为主,兼润肺止咳,而以桑叶、豆豉宣肺散热,栀子清泄胸膈之热,配沙参、浙贝母、梨皮润肺止咳;杏苏散轻宣凉燥为主,兼化痰止咳,故用苏叶、杏仁辛温解表,宣肺达邪,二陈汤合桔梗、前胡燥湿化痰、止咳。

问难:清燥救肺汤亦用于治燥热伤肺,本例是否可用?

释难:该方与桑杏汤虽同治温燥伤肺,但所主病证因邪气深浅不同,而有轻重之别。桑杏汤证燥热轻浅,故低热为主,咳嗽不甚,治以轻宣肺燥,兼以润肺;清燥救肺汤证燥热较重,耗伤气阴明显,则身热偏高,咳嗽较剧,气逆而喘,胸满胁痛,心烦口渴,咽干而痛,法当清燥宣肺与养阴并进。本例温燥不甚,病证较轻,以桑杏汤轻清之力足矣。

【用药】党参15 g　　黄芪15 g　　当归10 g　　白术10 g
　　　　陈皮6 g　　　生甘草6 g　　升麻6 g　　　柴胡6 g
　　　　桑叶10 g　　杏仁10 g　　淡豆豉10 g　　浙贝母10 g
　　　　山栀10 g　　南沙参15 g　　黄柏12 g　　竹叶10 g

问难:患者既有发热,先生为何不用太子参而易党参,以清补为主?

释难:患者发热乃气血亏虚所致,其治当甘温除热,而非清热。太子参性寒,不符补中益气汤之甘温除热的组方之意,故不可用。

问难:本例可否选用黄芩、黄连清热泻火?

释难：二药之力偏于上、中二焦，因患者阴火起于下焦，且有尿路感染病史，故用黄柏清下焦邪热。

问难：方中竹叶用意何在？

释难：因竹叶有清热除烦，利尿通淋功效，此处用之退热，仿导赤散之意，使热邪从小便而解。

【疗效】患者服药 7 剂后，咳减热退，升火也除，大便仍干，小溲通畅。守方加牛蒡子 15 g、火麻仁 15 g，续服 14 剂，诸症悉除。

发

热

便 秘

病案一

某男,77 岁。

【主诉】大便秘结 3～4 年,腹胀 10 日。

【现病史】患者 3～4 年来大便秘结,干结如栗,3～4 日一行,依赖药物通便,近 10 日觉腹胀,食后尤甚,纳差,恶心,呕吐胃内容物一次,入院查腹部立卧位平片未见明显异常。头晕,倦怠乏力,咳嗽少痰,畏寒怕冷,夜难入寐,夜尿 2～3 次。面色潮红,口唇热疮,舌质红而干,苔薄黄,有裂纹,脉弦带数。

【既往史】有高血压病史多年。

【诊断】便秘。

【辨证】肾精亏虚,腑气不通,胃失和降。

问难:患者便秘伴有口唇热疮,面色潮红,舌质红而干,苔薄黄,脉数,是否属于肠胃燥热,津液不足所致的脾约证?

释难:《黄帝内经》云"饮入于胃,游溢精气,上输于脾,脾气散精,上归于肺,通调水道,下输膀胱,水精四布,五经并行。是脾主为胃行其津液者也";脾与胃互为表里,燥湿相济,以维持阴阳平衡。所谓脾约证,《伤寒论》谓"趺阳脉浮而涩,浮则胃气强,涩则小便数,浮涩相搏,大便则硬,其脾为约,麻子仁丸主之",浮因阳气偏盛,涩主阴液偏衰,故其病乃阳明胃气强、太阴脾阴弱,脾之转输功能为胃热所约束,不能为胃行其津液,津液难以还入胃中,胃肠失润而大便秘结;胃气强,燥热逼迫津液偏渗于膀胱,小便反见频数。患者目前虽有脾虚的表现如:腹胀,食后尤甚,头晕,倦怠乏力,但阳明胃气亦弱,有纳差,恶心呕吐的症状,故病机与该证不符,不属脾约所致。

问难:此证既非脾约,上述热象应如何解释?请先生明示。

释难:乃阴虚火旺之故,患者年老体虚,精血已亏,肾阴不足,虚热内生,循经上扰,症见口唇热疮,面色潮红,夜难入寐;舌质红而干,脉数亦为阴虚内热之象。

问难:患者尚有畏寒怕冷,夜尿2~3次等症状,是否存在肾阳亏虚的病机?

释难:《黄帝内经》云"肾开窍于二阴",肾主二便,二便的通利有赖于肾精的充足。患者肾精亏虚,肾中阴阳皆不足,病机中既有肾阴虚肠失濡润,又有肾阳虚气化无力,开合失司;但阳虚表现较轻,仅见畏寒怕冷、夜尿多,故目前以阴精亏虚为主。

【治法】补肾填精,润肠通腑,和胃降逆。

【处方】《尊生》润肠丸合六磨汤加减。

问难:患者尚有脾虚、健运失常的表现,是否考虑予以四君之类健脾益气助运治疗?

释难:患者目前病情虚实夹杂,虽有脾肾亏虚为本,但以肠内积滞为标,既有肾精不足,肠失濡润,又有脾虚运化无力,传导失司,腑气不通。故治疗当消补兼施,四君子汤对于本例,偏于温补,不利于通便,可稍予太子参补气生津,谷麦芽健脾消食和中,配合六磨汤通腑导滞,行气降逆。

问难:尊生润肠丸主治血虚便秘,患者肾精亏虚,先生为何不予左归丸之类补肾填精?

释难:所谓"精血同源",精不足者,血亦亏虚,而当归、桃杏仁、火麻仁、首乌、桑葚子之类除滋养精血外,尚有润肠通便的功效。左归丸之类补肾填精方药,专于滋补肝肾阴精,较为滋腻,患者已有脾虚、胃失和降,恐不耐受,虽肾精不足,但程度尚轻,不需过于滋补,且方中还有偏于收涩的药物,如山药、山萸肉,不利于通便,故不选用。

方药:生地黄30 g　　当归15 g　　桃仁10 g　　杏仁10 g

　　　火麻仁15 g　　枳实15 g　　厚朴10 g　　制川大黄9 g

　　　木香10 g　　　槟榔15 g　　太子参15 g　　半夏10 g

| 南沙参 15 g | 北沙参 15 g | 路路通 10 g | 决明子 10 g |
| 生首乌 30 g | 桑葚子 30 g | 炒谷芽 30 g | 炒麦芽 30 g |

问难：生大黄通腑导滞作用较强，本例中先生为何反而采用制大黄？

释难：患者年老体弱，不耐攻伐，生大黄泻下作用峻猛，恐其损伤正气，故使用制大黄。

问难：南北沙参在功效上有何区别，临证如何选择？

释难：沙参本无南北之分，明代以前所用均为今之南沙参，至《本草汇言》始见"真北沙参"之名。北沙参滋阴作用较佳，用于肺燥干咳，虚劳嗽血，胃阴不足，津伤口干；南沙参兼有祛痰功效，主治阴虚久咳，痨嗽痰血，燥咳痰少，虚热喉痹，津伤口渴。张秉成谓："清养之功，北逊于南，润降之性，南不及北。"(《本草便读》)

问难：六磨汤中尚有乌药、沉香调气、降气，先生为何弃之不用？

释难：六磨汤配伍能顺气导滞，主治气秘，患者便秘以精血不足，肠失濡润为主，气滞表现不十分明显，有木香、枳实行气通腑即可，不需太多理气、降气的药物。

【疗效】患者服药后大便较前通畅，2 日一行，腹胀消失，余症也减，守方继服 14 剂，大便通畅，1～2 日一行。上方去制川大黄，加柏子仁 15 g，再服 28 剂，诸症悉除。

病案二

某女，57 岁。

【主诉】便秘反复发作 10 年余。

【现病史】患者于 2007 年无明显诱因下出现大便秘结，4～5 日一行，干结如栗，稍有里急后重，自觉腹胀，无恶心呕吐及腹痛。自行服用番泻叶、酵素等通便治疗，自诉用药后有所缓解。近 10 年来病情反复，曾于 2014 年来曙光医院门诊查肠镜示：结直肠未见异常。今为求进一步诊治收治入院。

刻下：形体丰盛，大便秘结，4 日未行。稍有腹胀，纳寐可，小便调。舌红苔薄黄腻，脉滑。

【既往史】有高血压病史 10 余年，长期每日服用洛丁新 10 mg，有高脂血症病史，每日服用立普妥 20 mg。有肾结石病史，2005 年有子宫肌瘤史行"子宫切

除术"。

【诊断】便秘。

【辨证】脾虚痰热内蕴,肠失濡润。

问难:根据主诉,诊断为便秘;根据舌脉,属于热秘。

释难:诊断正确。辨病为便秘,辨证为脾虚痰热内蕴、肠失濡润。

问难:既往史高脂血症病史对辨证有何作用?

释难:患者形体丰盛,血脂较高,"肥人多痰湿",脾为生痰之源,脾虚则痰湿内生。

问难:患者常年便秘,胃肠动力不足,是否考虑以脾虚为主?

释难:"大肠主津",患者以实证为主,治法为润肠、理气通腑;脾虚是存在的,但不是为主。

【治法】健脾化痰,润肠通腑。

【处方】麻子仁丸加减。

【用药】

生白术 30 g	苍术 9 g	桃仁 9 g	杏仁 9 g
冬瓜子 30 g	牛蒡子 15 g	蒲公英 30 g	枳实 15 g
厚朴 9 g	火麻仁 30 g	天花粉 15 g	麦冬 9 g
北沙参 15 g	决明子 30 g	山楂 15 g	路路通 15 g

问难:愿闻老师处方深意。

释难:以苍术、生白术健脾,生白术尚有通便的效果,剂量宜重,可用30～60 g;化痰用冬瓜子;润肠通腑以天花粉、麦冬、北沙参、牛蒡子、火麻仁、杏仁、桃仁、决明子;泄热导滞以枳实、厚朴、蒲公英;山楂消食化积;路路通通利活络。

问难:处方中天花粉、麦冬、北沙参等滋阴药的较多使用该如何理解?

释难:实为润下,即增水行舟,既获通腑之效,又无伤阴之虞。

问难:是否可加用行气之药?

释难:可以,行气有助于调畅气机,使津液运行,有助于行滞。

问难:是否可加用升提药物?

释难:可暂不予升提药物,若便秘伴有肛门坠胀等中气下陷的表现,可加升提药,取欲降先升之意。

【疗效】患者服药3剂,第2日即有排便,干结如栗,腹胀消失。继服5剂,大便2～3日一行,较前通畅。原方予去山楂,出院后带回14剂,并于门诊继续调治。

中 风

病案一

某男，57岁。

【主诉】头晕伴行走不稳4日。

【现病史】患者8月1日晚因熬夜劳累后，第2日晨起头晕，视物旋转，复视，行走不稳，下肢乏力，伴恶心、呕吐。赴瑞金医院查头颅CT示：左侧脑室后脚旁囊肿可能，予参麦注射液、醒脑静等药物治疗后恶心、呕吐消失。8月3日自觉左上肢肤温低于右上肢，又赴瑞金医院查MRI示：右侧延髓新鲜梗塞灶；复查头颅CT示：左侧侧脑室后脚旁神经上皮性囊肿，左侧额顶叶少许小缺血灶。仍予阿司匹林、参麦注射液、醒脑净等药物治疗，效果不明显。患者为求进一步治疗，遂来曙光医院住院。刻下：头晕，行走不稳，双下肢乏力，口干不欲多饮，纳少，苔薄黄腻，有裂纹，舌胖，质暗，脉弦滑。

【既往史】有高血压病史，具体不详，间断服用珍菊降压片。有高脂血症病史近10年，未予治疗。

【诊断】中风，中经络；眩晕。

【辨证】气虚血瘀痰阻。

问难：患者年近花甲，阴液亏虚，其发病见头晕、视物旋转、恶心呕吐、下肢乏力等症状，是否属于阴虚阳亢，上盛下虚的表现？

释难：虽然《黄帝内经》有云"年四十而阴气自半"，但患者体内阴液亏虚的表现并不明显,如腰酸、耳鸣、目糊干涩、舌质红等肝肾阴虚的表现皆不存在,虽有口干,但不欲多饮,说明口干症状非阴虚之故,而是由于痰湿之邪内阻,津液不能上承所致。

问难:患者并无口眼㖞斜及肢体活动不利等症状,中风诊断是否成立?

释难:中风的定义是以突然昏仆、不省人事,口眼㖞斜、言语不利、半身不遂,或不经昏仆而仅以㖞僻不遂为主症,目前应当结合辅助检查结果做出诊断。患者上述症状虽然不典型,仅见下肢乏力,行走不稳,但借助头颅CT及MRI等影像学检查,结果均提示有梗塞灶及缺血灶。因而中风的诊断仍然成立,且结合病史经过,当属第一诊断。

问难:请先生详述病机。

释难:患者平素热衷于锻炼,每日上、下午坚持跑步各40分钟,对于57岁的人来说运动量偏大。东垣谓:"劳役伤脾",脾虚,气血生化乏源,元气亏虚。患者发病前又熬夜疲劳,用脑过度,"劳则气耗",元气益亏;"气为血帅",气虚推动无力,血留而为瘀;脾虚,津液不归正化,反生痰湿。痰瘀互结,上扰清空,发为眩晕;血脉不利,荣养匮乏,则见下肢乏力,行走不稳。

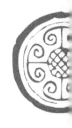

中

风

问难:中风患者常见痰瘀阻络、肝阳上亢或痰蒙清窍等因素,在本例中是否存在?

释难:痰瘀阻滞经络,其证当见半身不遂、言语不利、口眼㖞斜等症状。肝阳上亢以面红目赤,情绪急躁等为主症,阳亢化风常见眩晕欲仆、手指抖动,此类症状患者皆不具备。痰蒙清窍多属于中脏腑的证型,伴有神志改变,患者并无神昏表现。中风之病机有虚、火、气、血、风、痰诸端,本例患者从症状表现分析,倾向于虚,主要是脾虚、元气亏虚;进而导致血瘀、痰阻,但尚未至痰瘀阻滞经络的地步,故其临床表现未见㖞僻不遂。

问难:患者口干欲饮,舌苔色黄,是否尚有体内痰瘀化热的情况?

释难:患者症状表现上热象并不明显,口干欲饮而饮水量却不多,舌质亦不红,说明非热邪伤阴,苔色黄考虑为假象。

【治法】补气化瘀祛痰。

【处方】补阳还五汤合半夏白术天麻汤加减。

问难:可否予血府逐瘀汤活血化瘀?

释难:血府逐瘀汤是王清任用以治疗"胸中血府血瘀"所致诸证,由桃红四物汤合四逆散加桔梗、牛膝而成,重在疏肝解郁、活血化瘀、行气止痛,患者平素性情开朗,无肝气郁结的病机,病变过程非气滞血瘀而是气虚血瘀,故该方与本例病机、病位皆不相符,故不适用。

问难:四君子汤或参苓白术散皆为健脾益气之良方,本例中能否应用?

释难:二方虽同属健脾益气,但常用于脾虚泄泻等消化系统疾病。本例不适合。

问难:补阳还五汤多用于中风后遗症,症见肢体活动不利,口眼㖞斜者,本例不具上述症状,此方是否适用?

释难:补阳还五汤证病机乃"气虚致瘀",由于正气亏虚,脉络瘀阻,血行不利,而㖞僻不遂诸症悉见,故方中重用黄芪大补元气。本例患者亦属于元气亏虚致病,正合补阳还五汤证病机。

【用药】黄芪 60 g　　当归 10 g　　川芎 10 g　　地龙 10 g

赤芍 15 g　　桃仁 10 g　　红花 10 g　　半夏 10 g

天麻 10 g　　白术 10 g　　茯苓 15 g

问难:黄芪补气升阳、具有升发的作用,患者有高血压病史,重用黄芪是否会有升高血压的副作用? 此外,本方中药味性多辛温,亦属药性升浮,有无升压之虞?

释难:具有升提作用的中药未必就有升高血压的效果,例如葛根也有升清的功效,但现代药理研究显示:葛根治疗高血压脑病有效;有临床研究报道:黄芪亦可通过扩张血管反而具有降低血压的作用。辛温药物在治疗高血压时亦无明显禁忌,上海市文献馆老中医方行维即擅于用附子治疗高血压(附子配伍生石决明、龙胆草),中药的临床应用中通过配伍可达到特殊的目的。

问难:能否加南、北沙参以祛痰养阴?

释难:患者虽然年近花甲,但未见明显阴虚症状;故而无需予以养阴治疗。

问难:半夏白术天麻汤中尚有陈皮、甘草化痰,本例中为何不用?

释难:方中半夏、白术皆能化痰,患者虽有痰阻的病机,但症情较轻,故药物无需太多,陈皮、甘草亦可不用。

问难:如何灵活对中风病进行辨证论治?

释难:中风的治疗分中经络和中脏腑,中经络的病情较轻,有外风、内风两种情况;外风属络脉空虚,风邪入中,临床多见面神经麻痹口眼㖞斜,用

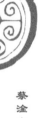

蔡淦中医内科教学查房实录

大秦艽汤祛风、养血、通络,所谓"治风先治血,血行风自灭",故方中除祛风、通络药外,尚有部分养血、活血药物;内风乃肝肾阴虚、风阳上扰,即肝风内动,当以镇肝熄风汤、地黄饮子之类滋阴潜阳、息风通络。中脏腑者必有神志的改变:突然昏仆、不省人事,病情危重,根据正邪关系而有闭证、脱证的区别;闭证以邪实内闭为主,属实证,治疗急宜祛邪,常以有无热象分为阳闭和阴闭;前者表现有明显热象:面赤身热、烦躁不宁、气促痰鸣,舌红苔黄腻、脉弦滑,治疗宜辛凉开窍,如安宫牛黄丸、紫雪丹、至宝丹、羚羊角汤之类,配合黄连温胆汤清热化痰,目前临床常用的醒脑净、清开灵即以安宫牛黄丸为基础加减而成,北京的王永炎院士擅用通腑法治疗中风阳闭证,认为急性期的表现多属痰热腑实证,无论是否有大便秘结皆使用大黄清热泄下。阴闭则以面色灰紫或㿠白、静卧不烦、四肢不温、痰涎壅盛,舌苔白腻、脉弦滑为主要表现,治疗当辛温开窍,多用苏合香丸、涤痰汤。脱证常见神志不清、二便失禁、多汗、血压下降等类似于休克的虚脱表现,急宜回阳固脱,用大剂量参附龙牡、生脉散治疗,曙光医院急诊科王左教授多年来研究生脉注射液扶正固本、益气养阴,治疗中风脱证。总之在临床上应密切观察患者病情变化,灵活辨证,动态治疗。

【疗效】患者病情较轻,就诊及时,并无明显后遗症,住院 20 日,经中、西药物的共同治疗,头晕消失,下肢乏力减轻,行走基本恢复。出院后仍以上方加减调治 3 个月,诸症悉除。

病案二

某男,85 岁。

【主诉】反应迟钝1月余,加重1周。

【现病史】患者1个月来反应迟钝,有时对答不切题,未予重视,近1周来上述症状加重,伴有言语欠利,纳差、乏力,为求系统治疗,昨日入院,经头颅 CT 检查诊断为脑梗死,给予血塞通、红花、醒脑静等药物治疗。

刻下:头晕,行走欠稳,纳差乏力,口干而不欲饮,有时进食固体食物即呕吐,痰多色白,畏寒怕冷,夜尿频多,大便干结,数日一行,夜寐欠安,面色萎黄,舌光红无苔,脉沉弦。

【诊断】中风,中经络。

【辨证】脾肾两虚，痰浊内蕴，胃失和降，肠失濡润。

问难：患者已有反应迟钝的表现，是否属于轻度精神症状，诊断当为中风中脏腑？

释难：中风中经络与中脏腑的区别主要在于有无神志改变，中经络一般无神志改变而病轻，以言语不利、口眼歪斜、肢体不遂为主要症状，中脏腑常有神志不清而病重，表现为突然昏仆，不省人事。本例仅见反应迟钝、言语欠利，而无神志不清，故不属于中脏腑的范畴。

问难：患者目前中风表现已基本缓解，而以进食即吐、纳差、口干等症状较为突出，能否以呕吐为主要诊断？

释难：虽然患者刻下表现中风不是主要矛盾，但从其发病过程看，诊断仍为中风中经络。中风的病机一般属肝肾阴虚为本，气、血、湿、痰为标，患者耄耋之年，肝肾已亏，肾主二便，患者口干、夜尿频多、大便干结、舌光红无苔皆为肾阴不足的表现，肾阴不足进而可以导致胃阴亏虚，胃失和降则见呕吐，尤其患者呕吐发生以进食固体食物时常见，亦表明乃胃阴濡润功能不足所致。

问难：脾虚表现如何？

释难：脾为生痰之源，脾虚运化失司，水谷不能化生精微反而酿生痰浊，则患者症见痰多，痰浊上蒙清窍故头晕，反应迟钝，言语欠利，阻滞经络而见行走不稳。脾运不力进而影响胃受纳功能，可见纳差，由于气血化生乏源，肌体失养，因而乏力。诸多症状之根本原因皆为脾虚。

问难：心主神明，患者发病症见反应迟钝、夜寐欠安，是否由于心气不足所致？

释难：心气不足多有心悸怔忡，胸闷气短，活动后加重，自汗，面色淡白或㿠白，舌淡苔白，脉虚的表现，患者皆不具备，本例患者反应迟钝，言语欠利，还是痰阻清窍之故。

【治法】健脾益肾，化痰祛浊，和胃降逆，润肠通腑。

【处方】六君子汤加味。

问难：补阳还五汤常用于治疗卒中后遗症，本例可否应用该方？

释难：患者入院时以中风表现为主，如言语欠利，反应迟钝等，经过一个疗程的药物治疗，目前中风症状已基本消失，并未遗留肢体活动不利等后遗症，因此目前治疗的重点在于善后调理。

问难：地黄饮子主治瘖痱证与本例甚为相似，能否用此方治疗？

释难：瘖痱证乃因下元虚衰，筋骨痿软无力，虚阳上浮，痰浊随之上泛，堵塞窍道所致，表现为舌强不能言，足废不能用。故以温补下元，摄纳浮阳，开窍化痰，宣通心气为组方原则，包含熟地、山茱萸滋补肾阴，肉苁蓉、巴戟天温壮肾阳；附子、肉桂协助上药温养真元，摄纳浮阳，麦冬、石斛、五味子滋阴敛液，使阴阳相配；石菖蒲、远志、茯苓开窍化痰，交通心肾，姜、枣、薄荷为引，和其营卫。此方虽温而不燥，但毕竟偏于温补，患者已有肾阴、胃阴亏虚，且肾阳亏虚表现又不明显，故本方不甚适合患者。

问难：金水六君煎以当归、熟地合二陈汤组方，既可化痰又能养阴，常用于精气不足，痰浊内阻之证，本例是否适用？

释难：张景岳在《景岳全书·新方八阵·和阵》中创立此方，自注为"治肺肾虚寒，水泛为痰，或年迈阴虚，血气不足，外受风寒，咳嗽呕恶，多痰喘息等证，神效"，辨证要点上强调"但察其脉体稍弱"，足见以肾中精气不足为本，故专以熟地滋壮肾水，填补精血。后世《王孟英医案》及《程门雪医案》中亦载有本方专案，皆以"痰咸，脉细"为使用要点，该方可以选用，但不可全盘照搬。

【用药】
太子参30 g	当归10 g	半夏10 g	陈皮6 g
茯苓15 g	生甘草6 g	桃仁10 g	杏仁10 g
牛蒡子15 g	炙紫菀15 g	生地15 g	南沙参15 g
北沙参15 g	天花粉10 g	炒竹茹6 g	瓜蒌仁12 g
旋覆花10 g	鱼腥草30 g	冬瓜子15 g	火麻仁15 g

问难：六君子汤中为何不用白术？

释难：炒白术因能健脾实大便，患者大便干结，故不考虑应用。当然如果是生白术也具有通便的作用，但是本例患者大便干结的原因主要在于阴液不足，肠失濡润，通便要考虑以滋阴润肠为主，所以方中使用大量的滋阴药兼具通便的作用。

问难：患者因反应迟钝就诊，辨证属痰浊蒙闭清窍，能否加用开窍的药物？

释难：患者刚入院时存在反应迟钝、言语欠利等症状，但经治疗已改善，目前患者反应如常，对答切题，言语清晰，无需再用开窍药物。

问难：芒硝软坚通便可否加用？

中
风

释难：芒硝性寒，攻下力强，患者并无热结肠腑，通便治疗应以润肠为主，而非峻下热结。

问难：患者目前头晕、行走欠稳的症状是否由于肝风内动所致？可否加用少量平肝息风药？

释难：上述症状可以理解为肝风挟痰上蒙清窍以致头晕，走窜经络脉络不畅而见行走欠稳，但是肝风的程度较轻，未见眩晕欲仆、头摇、项强、肢体震颤等典型表现。因此治疗着重以化痰和血为主，所谓"治风先治血，血行风自灭"。因而方中除有较多化痰药物之外尚加用当归、桃仁、火麻仁以养血活血。

问难：方中较多的养阴药物，有无助湿生痰之弊？

释难：方中所用养阴药皆兼具滋养肺肾阴液并能通便的作用，肺与大肠相表里，大便通畅也有助于排痰。此外本方尚有杏仁、牛蒡子、炙紫菀、瓜蒌仁、冬瓜子，既能化痰，又可通便。

问难：行气既有利于通腑，又有助化痰，本例能否稍加行气药？

释难：行气药一般药性较为温燥，容易伤阴，患者已有明显阴虚症状，又不具备气滞表现，便秘也非由肠腑气机不畅所致，不宜加用行气药物。

【疗效】患者初服7剂后头晕减轻，大便较前通畅，2～3日一行，呕吐未作，咳痰减少。原方继服14帖，头晕消失，行走如常，大便通畅，1～2日一行，唯夜寐欠安，予上方加夜交藤30 g再服28帖，诸症悉除。

胁　痛

某女,39岁。

【主诉】右胁隐痛伴膝软乏力1个月。

【现病史】患者既往有慢性乙型肝炎大三阳病史多年,近1个月来右胁隐痛不适,伴膝软乏力。曙光医院查B超示:早期肝硬化,未见肝脾肿大;胆囊炎,胆囊多发结石;胃镜示:慢性浅表性胃炎。刻下:右胁隐痛,脘胁作胀,腰背酸痛,膝软乏力,夜寐欠安,肛门下坠。舌质淡胖,苔薄腻,脉弦细。

【诊断】胁痛。

【辨证】肝气郁结,湿热内蕴,气阴两亏。

问难:患者有肝硬化的证据,当属腹内结块,是否可诊断为积聚?

释难:有形为积,无形为聚,如属腹内结块,固定不移,痛有定处者,其诊断应为癥积;患者虽有早期肝硬化的证据,但无论体检结果还是B超均未见肝脾肿大,故不应诊断为癥积。

问难:患者主诉中尚有膝软乏力,即下肢痿躄,可否增加痿证的诊断?

释难:痿证是指肢体筋脉弛缓、软弱无力,日久因不能随意运动而致肌肉萎缩的一种病证。所谓痿躄,"痿"指肢体痿弱不用,"躄"指下肢软弱无力,不能步履。患者仅有膝软乏力,并无运动障碍和肌肉萎缩,因而不能诊断为痿证。

问难:患者病机如何?请先生明示。

释难:胁痛之病,主要责之于肝胆。患者有慢性乙肝病史,乃因正虚邪犯,湿热邪毒侵袭肝胆,邪气留恋,久居胁下,耗伤肝阴;"肝主藏血,体阴而

用阳"，肝阴不足则肝气有余，致肝气郁滞，横逆犯胃，故脘胁作胀；湿热内蕴肝胆，煎熬胆汁，聚而为石，发为胆囊结石；肝肾同源，肝阴不足，肾精亦亏，"腰为肾府"，"膝为肾之外府"，故患者腰背酸痛、膝软乏力，当属肝肾不足的表现。

问难：痛之为病，或"不通则痛"，或"不荣则痛"；本例病机中既有气郁，又有阴虚，当如何辨别？

释难：肝气郁结，气滞血瘀，气阻络痹，胀痛易发，此为实证；肝之阴血不足，肝体失荣，隐痛亦作，乃虚证胁痛。本例胁痛之病机虚实夹杂，既有气滞络阻之实痛，又有肝体失养之虚痛。

【治法】疏泄肝胆，益气养阴，佐以化瘀升提。

【处方】柴胡疏肝散合三金汤加减。

问难：为何以益气化瘀升提为治法？

释难：中医对于早期肝硬化的辨证，多属气虚血瘀，治以扶正化瘀，常用黄芪、丹参之类益气活血。患者肛门下坠，为气虚下陷的表现，故佐以益气升提。

问难：患者存在肝胆湿热的病机，先生缘何不用龙胆泻肝汤治疗？

释难：龙胆泻肝汤用于治疗由肝胆实火，肝经湿热循经上扰下注所致病证，表现为头痛目赤、胁痛口苦、耳聋耳肿，或阴肿、小便淋浊、带下等症状。患者的肝胆湿热病机，临床症状并不明显，仅B超提示有胆囊炎、胆石症，作为微观辨证有肝胆湿热存在。

问难：患者既有肝阴不足，可否予一贯煎、六味地黄丸滋养肝阴？

释难：患者病机中存在肝阴不足，但阴虚表现并不明显，无口干、舌红等征象；仅取一贯煎之枸杞、生地等滋养肝阴即可。而六味地黄丸偏重于滋补肾阴。

问难：仲景谓："见肝之病，知肝传脾，当先实脾"，患者亦有舌质淡胖、肛门下坠等脾虚表现，是否考虑予以四君之类健脾？

释难：脾气亏虚常以运化失健和气虚证表现共见，前者症见纳少、腹胀、大便溏薄，后者表现为肢体倦怠、少气懒言、面色萎黄等。患者上述症状皆无，可知脾虚不著，其气虚下陷症状予黄芪、升麻之类益气升提即可。

【用药】柴胡 10 g　　　枳壳 15 g　　　白芍 10 g　　　制香附 10 g

　　　　川楝子 10 g　　金钱草 30 g　　鸡内金 10 g　　海金砂 12 g^{包煎}

丹参 15 g   黄芪 15 g   升麻 6 g   生地黄 12 g

广郁金 10 g   延胡索 15 g   枸杞 12 g   酸枣仁 15 g

问难：请先生细述处方深意。

释难：以柴胡疏肝散加川楝子疏肝行气止痛为主；三金汤利胆排石，兼清湿热；黄芪益气扶正，少佐升麻升提举陷；丹参活血化瘀，郁金、延胡索气血皆入，行气止痛和血，并可利胆；枸杞、生地、酸枣仁滋养肝肾，其中酸枣仁既养肝血，又能安神。

问难：柴胡疏肝散中有川芎、陈皮，先生为何不用？

释难：二药性皆辛燥，有伤阴之弊；且川芎擅上行头目以行气活血止痛，陈皮以燥湿化痰止咳为长，患者既无痰湿之患，亦无头痛之虞，故未使用。

【疗效】服药 7 剂，诸症均减，原方续服 14 剂，脘胁胀痛消失，出院后仍在门诊服中药保肝利胆治疗，随访 4 年，患者肝硬化未再明显进展。

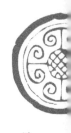

胁

痛

呕 吐

病案一

某男,55岁。

【主诉】干呕4个月。

【现病史】患者4个月前在无明显诱因下出现每日清晨干呕、恶心,有时呕吐白色黏痰,多于4、5点至7、8点之间发作,5年前曾有类似病史,赴医院配药治疗后即愈(具体用药不详)。此次发病后到上海市崇明县中心医院就诊,查胃镜示:十二指肠息肉伴憩室;病理结果示:球部增生性息肉。给予奥美拉唑、惠加强抑酸护胃治疗2周,症状稍见缓解。患者为求进一步治疗,遂来曙光医院。

刻下:嗳气频作,晨起干呕,有时中脘灼热,饮食喜温,大便较畅,间日一行,夜寐不酣,舌质微红,苔薄腻,脉弦。

【既往史】否认其他慢性疾病史,平素在自来水厂做抄表员,自觉工作压力较大,长期精神紧张,多思善虑。

【诊断】干呕。

【辨证】肝气犯胃,胃失和降,肝胃不和。

问难:患者发病未见有明显的情绪不畅诱因,先生如何认为是肝气犯胃致病?

释难:患者虽然自诉未有明显情绪诱因,但从其言谈中可知,患者性格内向,多思善虑,本来工作蛮轻松的,却总担心出差错,自觉有压力。长期的精神紧张可导致肝疏泄失常、气机不畅，横逆犯胃，胃失和降，气逆于上，遂引起干呕。

问难：常言道"怒伤肝"，患者虽有情志不畅却无明显恼怒情绪，究竟是如何导致肝气疏泄失常，进而发病？患者既然多思善虑，是否当属思虑伤脾致脾胃虚弱？

释难：肝主疏泄的功能表现在多方面，其中之一即为对情志活动的影响，而且二者之间相反相成。正常的情志活动主要依赖于气血的正常运行，一旦肝失疏泄，气机失调，血行失常，必然导致情志抑郁；而情志活动异常，亦引起气血运行紊乱，所谓怒，可分为暴怒和郁怒两种情况，《黄帝内经》云："怒则气上""思则气结"，即言暴怒可使肝气上逆，而郁怒也是怒的表现之一，常由情志不得发泄而致气机郁滞，使肝气郁结，进而容易乘脾犯胃。思虑过度虽能劳心伤脾，亦可干扰气机，从而影响肝的疏泄功能，导致肝气郁结的发生。本例中患者多思善虑，对脾气亦有轻度影响，但的脾虚表现尚不明显，仅见有时呕吐痰涎的轻度水液运化失常。

问难：患者有中脘灼热，夜寐不酣，舌质微红，似乎提示体内有热，是否属于心肝火旺之象？

呕

吐

释难：心火亢一般有面赤口渴，烦热，溲黄便干，或口舌生疮，夜不成寐，舌尖红，脉数有力等征象；肝火上炎则见头晕胀痛，面红目赤，口苦口干，急躁易怒，胁肋灼痛，便秘尿黄，耳鸣如潮，舌红苔黄，脉弦数等表现。患者基本不具备上述情况，说明尚未至七情郁而化火的地步，而且患者饮食喜温，亦不支持内热的结论。

【治法】疏肝和胃，理气畅中。

【处方】旋覆代赭汤合柴胡疏肝散、左金丸加减。

问难：旋覆代赭汤证应属于虚气上逆所致，故方中有人参补虚，患者属肝气犯胃当为实证，使用人参治疗是否合适？

释难：旋覆代赭汤降逆化痰，益气和胃，主治胃气虚弱，痰浊内阻之心下痞硬，噫气不除者，乃胃失和降，虚气上逆之故，则用人参、甘草益气补虚，扶助已伤之中气，旋覆花、代赭石、半夏、生姜降逆和胃，以恢复脾升胃降的中焦气机。本例患者虽属肝气犯胃所致，但非单纯实证，只是脾虚表现尚不明显，不需人参、党参之类大补之剂，可选用较平和的太子参。

问难：橘皮竹茹汤亦用于胃虚气逆之呃逆、干呕等病证，本例可否使用?

释难:本方所治以胃虚有热,气逆不降导致呃逆、干呕,故有竹茹甘寒清热止呕,患者干呕无明显热象表现,且较之旋覆代赭汤,本方降逆消痰之力也略差。

问难:左金丸本为清肝泻火之剂,患者既无肝郁化火表现,该方是否适用?

释难:患者有中脘灼热感觉,一般为胃酸较多造成的嘈杂不适,此时可仿左金丸辛开苦降之法治疗,原方中因黄连、吴茱萸的用量比例为6:1,因而以黄连泻火为主,而吴茱萸之辛热反佐以制黄连之寒,由于患者热象并不明显,过用寒凉反损伤脾胃,故无需按原方比例,可降低黄连用量,使其与吴茱萸寒热向当,取其性而取其用。

【用药】旋覆花10g^{包煎}　代赭石30g^{先煎}　太子参10g　半夏10g

　　　　陈皮6g　　　　　柴胡10g　　　　枳壳15g　　　白芍12g

　　　　生甘草6g　　　　广郁金10g　　　生姜6g　　　吴茱萸2g

　　　　川黄连3g

问难:请先生详述呕吐辨治方法。

释难:呕吐一病有虚实之分,实证由外邪所干,常见于外邪犯胃、饮食伤胃、痰饮内阻以及肝气犯胃等情况;虚证多因脾胃本身虚弱,胃气不降,又有阳虚、阴虚之别,如脾胃虚寒或胃阴不足;一般暴病呕吐多实,治宜祛邪为主,如外邪犯胃必有表证,常以藿香正气散为主方;饮食停滞则兼见脘胀厌食,嗳腐吞酸,予以保和丸加减;痰饮者常呕吐清水痰涎,予小半夏合苓桂术甘汤加减;肝气犯胃多有情绪不畅诱因,故用柴胡疏肝散行气解郁较宜。久病呕吐多属正虚,治宜扶正为主,阳虚者兼见倦怠乏力,肢冷便溏,常以理中丸香砂六君子汤等为主;阴虚者多口燥咽干、干呕,多用麦门冬汤为主方。

问难:治疗呕吐病除以上常法外还有何变法?

释难:我曾经见证过一个严重呕吐,久治不愈的患者,当时是曙光医院已故教授张伯臾先生赴仁济医院会诊的一个病例。患者经历了胃肠手术之后呕吐不止,中西医结合合治无效,张伯臾教授诊察患者后辨证为肝肾亏虚日久,冲气上逆,予以中成药来复丹治疗即愈。该方出自《太平惠民和剂局方》,原书注明引杜先生方,谓"若噫气吞酸,干呕气臭者,此是伤食也,可先与感应圆一二服,次与理中圆、人参豆蔻散、守中金圆、来复丹"。由玄精石、硝石、硫黄、青皮、橘皮、五灵脂等药物组成,能温肾降逆止吐。许叔微《普济本事方》中言其治"上实下虚,气闷痰厥,心腹冷痛,脏腑虚滑……但有胃气,无不获安"。但此药只能暂用,当中病即止。

【疗效】患者住院20日,经上方加减调治,诸症悉除出院。

病案二

某男,81岁。

【主诉】反复呕吐1周。

【现病史】患者平素情绪抑郁,时常干呕吐酸,呕吐症状可由安定类药物缓解。伴有大便秘结,盗汗,口干喜饮,微咳,痰少。舌光少苔,舌色暗红,脉小弦滑带数。

【诊断】呕吐。

【辩证】肝气犯胃,胃阴不足。

问难:本例如何详辨病机?

释难:呕吐的病因主要有外邪侵袭、饮食损伤、情志失调、痰饮停聚、脾胃虚弱等几方面,患者目前虽有微咳、痰少,但无明显外邪侵袭及痰饮停聚的迹象,也无伤食的病史,因而这三点因素皆不考虑;患者平素情绪抑郁,有情志不畅,肝气不舒的基础,肝气犯胃,胃失和降,则呕吐、吐酸常作,而且安定类药物由于有调畅情志的作用,故而服用后可有所缓解;此外,干呕、便秘、口干喜饮、盗汗、舌光少苔等表现皆提示胃阴亏虚,因而脾胃虚弱,胃阴不足也是导致本例呕吐发生的原因之一。

问难:患者尚有微咳,痰少症状,阴虚的定位仅仅在胃?有无肺阴亏虚?或者汗为心之液,患者盗汗属心阴亏虚?

释难:从患者主症表现分析,当以胃阴亏虚为主,肺阴亏虚多由久咳伤阴,痨虫袭肺,或热病后期阴津损伤所致,表现为干咳无痰,或痰少而粘,口咽干燥,形体消瘦,甚则痰中带血,声音嘶哑,等肺阴不足,失于濡养的症状,以及午后潮热,五心烦热,盗汗,颧红,舌红少津,脉细数等阴虚内热征象。患者既无上述基础疾病等诱因,也无明显的肺病表现,仅凭微咳、痰少的症状辨证不足为据。同样心阴亏虚也不能单凭盗汗这一症状来判断,尚需具备心悸怔忡,失眠多梦等心失濡养的表现。

呕

吐

问难：患者呕吐以肝气犯胃，胃气上逆为主，还是胃阴不足，胃失和降为主？

释难：患者舌光少苔，质红胖嫩，并有呕吐、口干、便秘等症状，主要还是胃阴虚所致；情志不舒，肝气犯胃乃本病的始因，肝气郁滞日久化热，灼伤胃阴，以致胃阴不足，胃失和降。

【治法】疏肝理气和胃，滋阴润燥降逆。

【处方】麦门冬汤合左金丸加减。

问难：处方中疏肝理气之力是否不足？能否加用柴胡疏肝散之类方药？

释难：柴胡疏肝散药物组成以辛温香燥为主，患者已有胃阴损伤，故不可过用芳香行气的药物。此外，目前呕吐的主要因素还是胃阴亏虚，胃失和降，故当从养阴着手，和胃降逆。患者目前虽有肝郁之因，但不具备明显症状，例如胁肋胀痛，脘腹饱胀等，情绪抑郁也要配合心理疏导，单纯的疏肝理气并不能解决其多年的痼疾。

问难：沙参麦冬汤与麦门冬汤皆能滋阴润燥，哪一方更适合本例？

释难：沙参麦冬汤单纯的清养肺胃，生津润燥，主治燥伤肺胃阴分，咽干口渴，或热，或干咳少痰，针对本例病机胃阴不足也可应用，不过方中因有桑叶、天花粉兼能清热，更加适用于外感燥邪，肺胃阴伤之干咳、发热等症；而麦门冬汤以滋养肺胃，降逆和中为主，方中半夏一药燥湿化痰、降逆止呕，麦冬、人参补气生津，粳米、大枣、甘草补脾益胃，健运中气，故主治范围既有肺阴不足之咳逆上气，咳痰不爽，又有胃阴不足之气逆呕吐，于本例更为适用。

问难：旋覆代赭汤、吴茱萸汤俱可降逆止呕，治疗呕吐，本例能否应用？

释难：旋覆代赭汤能降逆化痰，益气和胃，主治胃气虚弱，痰浊内阻所致心下痞硬，噫气不除之证，方中代赭石善镇冲逆而降噫气，半夏、生姜化痰止呕，人参、炙甘草益气补虚和胃，故用以治疗胃虚呕逆，与本例病机不符。吴茱萸汤温中补虚，降逆止呕，主治有病在阳明、少阴、厥阴之别，但均以胃中虚寒浊阴上逆有关，方中吴茱萸温胃散寒，开郁化滞，下气降浊，人参补胃之虚，生姜大枣助人参温胃补虚，并能调和营卫；总之该方温中补虚，消阴扶阳，偏于温热，不适合本例。

问难：半夏厚朴汤常用治情志性疾病，本例患者呕吐症状可由安定类

綦渝中医内科教学查房实录

药物缓解,能否使用该方治疗?

释难:半夏厚朴汤证多由情志不畅,肝气郁结,肺胃宣降失常,津聚为痰,痰气相搏,结于咽喉,以致咽中如有阻,咯吐不出,吞咽不下,即所谓之梅核气。方中药物多辛温苦燥,以行气化痰,降逆散结,容易伤阴,本例虽情志抑郁,但无痰气互结,且已有胃阴不足,故不宜使用本方。

【用药】南沙参15 g   北沙参15 g   生地黄30 g   麦冬15 g

半夏10 g   川黄连3 g   吴茱萸2 g   炒竹茹6 g

枳实15 g   决明子30 g   枸杞子15 g   川楝子10 g

玄参15 g   白芍30 g   生甘草6 g

问难:麦门冬汤中有人参补益中气,先生因何不用?

释难:人参偏温,补脾益气,患者阴虚,脾气亏虚不明显,宜加强滋阴,如将人参易为太子参又过于平和,故以南北沙参代替,达到养阴润肠的目的。

问难:从处方组成上看,似乎包含了一贯煎的成分,该方主治肝肾阴虚,本例为胃阴不足,方药证治是否对应?

释难:一贯煎主治肝肾阴虚,血燥气郁之证,由于肝阴不足,气郁生热,郁热不散而犯胃,兼有吞酸吐苦症状,与本例病机也颇有相似,故处方仿一贯煎以杞子、白芍滋阴柔肝,配合川楝子以代疏肝之功。

问难:川楝子性味苦寒,有"苦燥伤阴"之说,患者胃阴不足,能否应用?

释难:川楝子单纯用于理气疏肝的方药中,由于配伍皆为芳香辛燥的药物,则有伤阴之弊,本方因含诸多养阴药物,香燥药物比例很少,故不会有伤阴之虞。

【疗效】患者服药7剂,呕吐未作,原方续服14剂,配合心理疏导,诸症悉痊。

病案三

某女,67岁。

【主诉】进食后呕吐2个月余。

【现病史】患者2个月前无明显诱因下出现进食后呕吐胃内容物,伴中上腹胀满、泛酸、胸闷、心悸曾于安徽蒙城县医院就诊,查胃镜示:糜烂性胃炎,病理示：黏膜慢性炎，部分腺体肠化，腹部超声示：胆囊壁毛糙，胃壁层次欠清晰，右肾囊肿，肝胆胰脾未见异常回声，予抑酸护胃等治疗未见好转，近期消瘦明显，半年内体重减轻 15 kg。患者为求进一步诊治，来曙光医院就诊，收入病房。

刻下：进食后呕吐，咽梗，中上腹痞塞灼热，呕吐酸水及白色泡沫痰，饮水即吐，乏力纳差，夜寐可，小便调，大便成形量少，3～4 日一行。苔薄黄腻，有裂纹，舌胖，脉弦滑偶结。

体格检查：舟状腹，脐下轻度压痛，左腹股沟处可触及 2 枚淋巴结，质软。

【既往史】乙肝小三阳，发现 2 个月。

辅助检查：

2017 年 8 月 23 日查 CT 示：所见食管下段明显扩张伴液平面，贲门失弛缓？胃腔壁水肿，请结合临床及胃镜检查。

2017 年 8 月 23 日查肿瘤指标示：CA199 89.4 u/mL，CA125 114 u/mL，CA50 112.6 u/mL，CEA 42.4 u/mL。VitB12 141。

2017 年 8 月 24 日查胃镜示：胃糜烂浸润性病变，HP＋。

【诊断】呕吐病。

【辨证】痰热瘀阻，胃气上逆。

问难：患者进食后呕吐，辨病为呕吐病，辨证该如何判断？

释难：患者呕吐物有黏液如痰涎，属脾虚生痰化热，痰瘀交阻，胃失和降，胃气上逆而致呕吐。综上，患者为呕吐病，痰热夹瘀伴胃气上逆。

问难：患者苔薄黄腻，脉弦滑，辨证是否兼有湿热困脾？

释难：湿热的舌苔应更加厚。

【治法】祛痰化瘀，和胃降逆。

【处方】小半夏汤或半夏泻心汤加减。

方药：姜半夏 9 g　　陈皮 6 g　　茯苓 15 g　　竹茹 6 g
　　　旋覆花 9 g^{包煎}　桃仁 9 g　　黄连 3 g　　太子参 10 g

问难：愿闻老师处方深意。

释难：半夏、旋覆花化痰降逆止呕；陈皮、茯苓健脾化湿；竹茹清热化痰止呕；黄连苦寒泄热开痞；桃仁活血化瘀；太子参益气养阴，以补脾虚。

问难：患者呕吐较重，有无简单有效的方法先予治疗？

释难：由于患者餐后呕吐明显，甚至饮水即吐，宜先想办法止呕，防止拒药。可先用生姜汁涂抹舌面，再服药，有助于止呕；或先予针灸、敷贴等外

用治法止呕以利于服药。再用小半夏汤或半夏泻心汤化痰止呕。

问难：是否可用黄连温胆汤？

释难：如后期化热明显，可以予黄连温胆汤。

问难：是否可用大半夏汤？

释难：如果患者虚证明显可考虑用大半夏汤，内有人参、蜂蜜、饴糖补虚，虚证不明显者可用小半夏汤。

问难：对于呕吐患者煎药有无注意事项？

释难：药物宜少量浓煎。

【疗效】患者入院后胃镜病理明确诊断为胃癌，家属选择积极手术治疗，遂自动出院回当地医院进一步治疗。

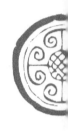

呕

吐

聚　证

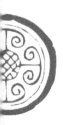

某女,75岁。

【主诉】左下腹胀满半年余。

【现病史】患者近半年来由于亲属过世,家庭欠睦等原因,导致情志不舒,自觉左下腹胀满攻窜,时聚时散。伴有纳差,嗳气频繁,口干口苦,夜寐不安,平素大便通畅,日行2次,发病以来腑行欠畅,日行1次。唇色偏绀,舌质暗红,有瘀斑,舌胖有裂纹,苔薄淡黄,脉弦带数。

【既往史】有高血压病、高血压心脏病史,7年前曾有膀胱癌手术史。

【诊断】聚证。

【辨证】肝气郁滞,肠腑积滞,兼有瘀热内蕴。

问难:患者腹胀乃情志不舒,气机郁滞引起,先生为何不诊断为郁证?

释难:患者病因虽为情志所伤,气分郁结,但郁证表现以心情抑郁不畅,情绪不宁,胁肋胀痛,易怒善哭等症状为主;而患者主症为腹胀攻窜,时聚时散,当属聚证。

问难:积聚之证常先因气滞成聚,日久则血瘀成积,患者曾有膀胱癌病史,舌质暗,有瘀斑,血瘀之象明显,是否应诊断为积证?

释难:有形为积,积证腹内当有痞块存在,患者虽有瘀的表现,但程度较轻,目前体内并未形成积块,仍应诊断为聚证。

问难:患者目前仅大便欠畅,无明显便秘,如何判断为肠腑积滞?

释难:患者诉其平素大便通畅,日行两次,而发病以来每日一次,腑行欠畅,久而积滞内阻肠腑。

问难：先生辨为瘀热内蕴的依据何在？

释难：患者口干口苦，苔薄淡黄，乃气郁化热，熏灼口舌所致，热邪鼓动脉搏，则脉带数象；唇色偏绀，舌质暗红，并有瘀斑，皆为瘀血之象。故云瘀热内蕴。

【治法】疏肝理气，导滞通腑，佐以清热活血。

【处方】柴胡疏肝散合六磨汤加减。

问难：患者既有热象，清热之法于二方中并无明显体现，可否予黄连解毒汤之类清内热？

释难：患者口干未见引饮，苔薄淡黄，表明热邪轻浅，不需大量苦寒药物清热解毒，可稍佐生地清热凉血，蒲公英清内热，尚能通便。

问难：能否予桃红四物汤、血府逐瘀汤之类活血化瘀？

释难：患者存在唇绀、舌暗、有瘀斑等血瘀的表现，但尚未到积的程度，二方活血之力稍显过重，使用当有所取舍，如方中川芎行气活血，上行力强，患者血压高，不宜使用；红花活血之力较强，亦当摒弃。如患者血瘀进一步加重，已有积块形成，可用其治疗。

问难：积证当如何治疗？

释难：积证早期正气尚强，可耐攻伐，活血破瘀为主，药如三棱、莪术；中期邪气较深，正气渐衰，宜攻补兼施，加以黄芪、当归等药益气养血；后期则扶正为主，可用化积丸、香砂六君子汤之类。疼痛明显常予金铃子散、失笑散，行气活血止痛，膈下逐瘀汤亦适用。此外，古云："积证兼有寒邪，多用温药"，如大七气汤、五积散等方药组成中，即有温热药肉桂或桂枝。

【用药】柴胡 10 g　枳实 15 g　赤芍 15 g　白芍 15 g

生甘草 6 g　当归 10 g　木香 3 g　制香附 10 g

槟榔 12 g　乌药 10 g　沉香 3 g　桃仁 10 g

生地黄 15 g　蒲公英 30 g　桔梗 6 g　川牛膝 15 g

问难：处方中桔梗、牛膝用意何在？

释难：患者气滞于内，宜疏利气机；桔梗上行，牛膝下降，此仿东垣润肠丸中羌活之用意，二药升降配合，于诸理气药中，降中有升，条达舒畅气机。

问难：患者腑行不畅，六磨汤中尚有大黄，先生为何不用？

释难：大黄苦寒性烈，攻泻力强，易致肠道功能紊乱，当谨慎使用。患者腑行欠畅，乃气机郁滞所致，以诸多理气药宣通气机足矣。

【疗效】患者住院期间经上方加减调治，并配合心理疏导，诸症消失出院。

水　肿

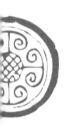

病案一

某翁,83 岁。

【主诉】下肢水肿半年余。

【现病史】患者于 2008 年 4 月在无明显诱因下出现胸闷,乏力,经复旦大学附属中山医院(简称中山医院)青浦分院诊断为亚急性心肌梗塞,住院治疗 3 周。出院后服用单硝酸异山梨醇酯维持。2008 年 7～8 月患者自行停药后,发觉足踝水肿,又至该院就诊,予速尿利尿消肿。患者服药 3 周后水肿渐消,但两次出现夜间心悸、晕厥,遂停服利尿剂。此后足踝水肿逐渐加重,并蔓延至胫骨处。

刻下:双下肢水肿,按之凹陷,腰酸膝软且冷,耳聋,咳嗽,咳痰量多,痰色黄白相间。口干多饮,夜尿频多,自觉上热下寒,上半身多汗。舌质暗红,苔薄黄,中剥,脉弦且结。

【诊断】水肿,阴水。

【辨证】肾气亏虚,气不化水,水湿逗留,痰瘀互结,日久化热。

问难:患者有亚急性心肌梗塞病史,其胸痹诊断是否成立?

释难:胸痹是因心脉挛急或闭塞引起的膻中部位及左胸膺部疼痛为主症的一类病证。轻者仅感胸闷如窒,呼吸欠畅;重者突然疼痛如刺、如灼、如绞,面色苍白,大汗淋漓,四肢不温。患者曾有胸闷、心悸发作,及亚急性心肌梗塞病史,胸痹的诊断成立;但目前以下肢水肿为主诉,无明显胸闷、胸痛等症状,故胸痹仅可作为次要诊断。

问难:本病为何辨为阴水?

释难:水肿一病,当首辨阴阳。阳水来势骤急,数日之内即可形成,常面目先肿,继及全身,肿处皮肤绷紧光亮、按之凹陷即起;阴水发病缓慢,多下肢先肿,由下而上,肿处皮肤松弛、按之凹陷不易恢复,甚则按之如泥。本病例以下肢水肿为主,由足踝渐至胫骨,历时半年余,肿处按之凹陷不易恢复,故辨为阴水。

问难:学生认为患者舌红苔剥,口干,腰酸,属肾阴亏虚,上热下寒症状是否为阴损及阳,阴不敛阳,虚阳外越?请先生指点。

释难:肾阴虚典型表现为腰膝酸痛,眩晕耳鸣,失眠多梦,形体消瘦,潮热盗汗,五心烦热,咽干颧红,溲黄便干,舌红少津,脉细数;非舌红苔剥,口干、腰酸即能辨别。本例中患者症见夜尿频多,畏寒,腰膝酸软觉冷,提示以肾阳虚为主;虚阳外越属危重证候,为阳气极端虚弱,阳不制阴,偏盛之阴盘踞于内,逼迫衰极之阳浮越于外,而见颧红如妆、烦热、脱汗、脉大无根等假热征象。患者肾气亏虚,肾之阴阳俱虚,但究其虚损程度皆较轻,尚未至阴不敛阳,虚阳外越。自觉上热下寒,乃阳损及阴,心肾不交之故;肾阴不足,不能上济心火,则心阳偏亢、心火独炽,则上半身烦热、汗出;火不归元,肾水独寒于下,故下半身畏寒明显;腰为肾府,膝为肾之外府,肾阳亏虚,则腰膝酸软觉冷。

问难:患者胸闷、心悸、脉结等表现是否因水气凌心所致?

释难:水气上凌心肺见于肾阳衰微证候,此时多面目水肿,怯寒神疲,肢厥脉沉。因阳虚水泛,水邪上逆,心阳被遏,则心悸、胸闷;水邪凌肺,宣肃失职,故喘促、多汗。患者虽肾气亏虚,却未至于肾阳衰惫;虽气不化水,体内水液潴留,尚不足以泛滥无度。故不属于水气上凌心肺的危重证候。肾为"先天之本",肾中阴阳乃五脏阴阳之根本,肾气亏虚则心气不足;心主血脉,心气虚推动无力,血行不畅,瘀阻心脉,而见心悸、胸闷;脉道不利,故而脉结。

问难:患者病情寒热错杂,虚实相兼,如何明辨病机?请先生细述。

释难:水不自行,赖气以动,故水肿一病乃全身气化功能障碍所致。体内水液运化,涉及多脏,张景岳谓"凡水肿等证,乃肺脾肾三脏相干之病。"其中以肾为本,以肺为标,脾为制水之脏。肺主气,通调水道;脾为土脏,土能

水

肿

制水;肾主水液,司开合。故水肿之形成,乃肺脾肾三脏皆虚,体内水液潴留,泛溢肌肤。其中以肾虚,气不化水为主要病机。患者耄耋之年,五脏亏虚,肾中精气亏虚尤重。肾虚不能化气行水,水湿内停,发为水肿。"脾为生痰之源,肺为贮痰之器",肺脾气虚,痰浊内生,痰蕴化热,肺之宣肃失常,则见咳嗽、咳痰,痰色黄白;心气不足,血行无力,血瘀脉络,心脉痹阻,而见胸闷、心悸、脉结。舌为心之窍,瘀阻心脉,故舌质暗红。

【治法】温肾利水,清热化痰活血,佐以交通心肾。

【处方】济生肾气丸合丹参饮、黄连温胆汤、交泰丸加减。

问难:患者夜尿频多,并有服利尿剂致心悸、晕厥的病史,仍予利水法治疗是否合适?

释难:使用利水法治疗水肿病由来已久,《素问·汤液醪醴论》即有:"开鬼门,洁净府"的记载,《金匮要略·水气病》更明确指出:"诸有水者,腰以下肿,当利小便"。患者夜尿频多,乃肾气虚,蒸腾气化无力所致;服速尿后晕厥,考虑为长期使用排钾类利尿剂,致电解质紊乱,低血钾可能。以上情况与使用利尿消肿治法并不相左。但利水治疗宜有度,不可峻利攻逐。

问难:使用攻逐之法当如何把握时机?

释难:此法常用于阳水初病,正气尚旺,肿势较甚之时,用之得当,效果立竿见影;但攻逐究属治标之法,病根未除,且攻逐之药多易伤正,所谓"峻决者易,固闭者难"(《丹溪心法》),水邪复来,病情反重。故当慎用。

问难:不知治水之法有哪些?愿闻其详。

释难:发汗、利尿、攻逐、健脾、温肾、活血化瘀。阳水多由外邪所致,病位偏上者,可发汗而解;阴水之病位偏下者,常治以利尿消肿;健脾、温肾以杜水邪之源;唯活血之法,多于常法治疗皆不应时,或有瘀血征象者,参合应用。

问难:可否用桃红四物汤活血化瘀?

释难:此方中红花、当归、川芎等药均偏温,患者有痰瘀化热,当以凉性活血药物,以免助热。

问难:患者咳嗽、咳痰,是否可予止嗽散化痰止咳?

释难:止嗽散一般用于表证未解之咳嗽,患者无恶寒发热等表证,咳嗽属脏腑内伤所致,故不适用该方。

【用药】熟附块 10 g　　肉桂 3 g 后下　　熟地黄 15 g　　山茱萸 6 g

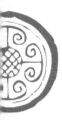

丹皮 10 g	茯苓 15 g	川黄连 3 g	半夏 10 g
陈皮 6 g	砂仁 3 g^{后下}	丹参 15 g	白檀香 6 g
桑白皮 15 g	车前子 30 g^{包煎}	竹茹 6 g	川牛膝 15 g
桔梗 6 g	全瓜蒌 12 g^{打碎}		

问难：愿闻处方深意。

释难：以济生肾气丸温补肾阳，利水消肿为主，但方中利尿药物较多，故去泽泻，因大便不溏，山药亦不用；丹参饮可活血祛瘀，行气止痛；交泰丸以交通心肾；黄连温胆汤清热化痰；并加桔梗化痰止咳，桑白皮清热泻肺，全瓜蒌化痰、散结、宽胸。

问难：如何加减化裁？

释难：如有虚阳上亢，可加生龙牡重镇潜阳；水气凌心射肺者，酌加葶苈大枣泻肺汤。

问难：可否加用泽兰、益母草以活血利水？

释难：患者目前的主要问题是水肿，而其病机本质在于肾虚，气不化水，而非血瘀水停，故治以温肾利水为主；处方中已有诸多活血化瘀药物，不需再加。

【疗效】患者服药 14 剂，水肿基本消退，余症也减。原方继服 14 帖，症情稳定。

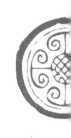

水

肿

病案二

某男，35 岁。

【主诉】腹泻、腹痛伴有脓血便 1 个月余。

【现病史】患者 1 个月前在无显诱因下开始后出现腹泻，大便不成形，伴有黏液、脓血，血色鲜红或暗红，多则每日 10 余次，少则 3～4 次，有时伴有腹痛、肠鸣，便后减轻；肛门灼热，里急后重。曾先后于龙华医院、上海市闵行区中医院就诊，2009 年 12 月 23 日查肠镜示：升结肠近肝区段溃疡性质待查，直肠溃疡性质待查，阑尾内膜炎；病理示：黏膜慢性炎。拟诊为溃疡性结肠炎，给予中药口服加灌肠治疗，病情有所减轻，大便次数基本为每日 3～4 次，不成形，仍伴有黏液、脓血。患者为求进一步诊治，来曙光医院就诊，收治入院。刻下：大便每日 3～4 次，伴有黏液、脓血，白多赤少，腹部隐痛，口苦、口干，肢体倦怠，夜寐梦多。舌质淡红,苔薄腻,脉小弦。

【既往史】有胆囊结石及肾结石病史。患结膜炎,近2个月来支气管炎,受凉则咽痒、咳嗽,平素嗜食辛辣。

【诊断】痢疾。

【辨证】湿热下注大肠,湿重于热,伴有气滞。

问难:患者腹泻、便脓血反复发作,自觉肢体倦怠,夜寐梦多,是否存在脾虚的病机?

释难:患者病程较短,仅1个月余,腹痛、里急后重等症状均于便后减轻,皆为实证表现,平素亦无身体虚弱征象,故目前以实证为主,未见明显的正气损伤。脾主运化,为气血生化之源,脾虚证首先要有运化功能失常的表现,如纳呆、腹胀、消瘦、便溏等,然后由于气血生化乏源,还应出现面色不华、少气懒言、唇舌色淡、舌胖、脉细等征象,患者皆不具备,因而脾虚证尚不明显。

问难:患者目前便血白多赤少,腹痛、里急后重感不明显,亦无舌质红、苔黄腻、脉数等典型的热象,先生如何辨为湿热痢,而非寒湿痢?

释难:辨痢疾之寒热所属,主要在于区分痢色、质地,并参以舌、脉及整体表现,痢下色白,或纯为粘冻者,一般属寒、属气;痢下赤色或纯血鲜红者,一般属热、属血,常为热迫血溢;痢下赤白相间者,一般属热者多,为气血俱受邪,下痢白多赤少者,以湿邪伤及气分为主,赤多白少者,乃热邪伤及血分为重。本例目前虽赤少白多,却如脓血状,血色鲜红或暗红,当属热。寒湿痢多伴有腹痛拘急、口淡不渴、头身困重、舌淡、苔白腻、脉濡缓等表现,患者均不符合;反而见口干、口苦、肛门灼热等湿热症状,舌脉的热象不典型,为其病机中湿重于热之故。此外,患者饮食偏嗜辛辣,最易酿生湿热,促使本病的发生。

问难:患者有时情绪不畅,腹痛、里急、肠鸣均在便后减轻,脉弦,以上是否属于肝郁气滞表现,存在肝木乘侮的病机?

释难:患者疾病发作及加重与情绪变化并无明显关系,其腹痛、里急的症状乃因湿热壅滞肠腑,气机不畅,传导失司所致,非肝郁气滞之故。

问难:泄泻重者也可见有腹痛、里急、黏液便等症状,痢疾也见有便次增多,肠鸣的表现,二者如何鉴别?

释难:痢疾大便次数增多而量少不爽,以痢下赤白黏冻或脓血,里急后重为主症,泄泻则以大便溏薄,泻下爽利,或如稀水,完谷不化,甚则滑脱不禁为特点。泄泻之腹痛多与肠鸣同时出现,常无便脓血表现,痢疾腹痛多与里急后重并见,张景岳谓:"泻浅而痢深,泻轻而痢重,泻由水谷不分,出于中焦,痢以脂血败伤,病在下焦。"

【治法】清热化湿,佐以调气行血。

【处方】芍药汤加减。

问难:患者证见便脓血,已有出血,为何还要行血,是否有动血之虞?

释难:刘河间指出:治疗痢疾"调气则后重自除,行血则便脓自愈",即本病多由湿阻气机,热伤血分所致,气血壅滞,腐败化为脓血。清热化湿可解除病因根本,调气、行血以祛肠中积滞,气机恢复,血行通畅,肠腑血络得安,则疾病向愈。此外,本例治疗除行血和血,尚需加以止血,促进肠腑血络的修复,二法并用,既可止血而不留瘀,又能消除动血之忧。

问难:白头翁汤的药物组成中有黄连、黄柏、秦皮,皆有清热燥湿的功效,本例是否可选择该方治疗?

释难:白头翁汤的组成药物功效以清热解毒为主,一般适用于治疗热毒痢,该证以感受时疫毒邪,热毒壅盛肠道,燔灼气血所致,证见发病急骤,壮热口渴,呕吐恶心,腹痛剧烈,后重尤甚,痢下脓血色紫红,甚至昏迷惊厥等危重证候;本例证属湿热痢,且湿重于热,当以芍药汤为主清热化湿最为合适,根据湿重于热的程度,加用部分化湿药物,如苍术、白术、生薏苡仁之类。

【用药】赤芍 15 g　　白芍 15 g　　当归 10 g　　黄连 6 g

木香 6 g　　黄芩 9 g　　槟榔 12 g　　葛根 15 g

地榆 15 g　　槐花 10 g　　生薏苡仁 30 g　苍术 9 g

白术 9 g　　肉桂 3 g　　陈皮 6 g

问难:原方有大黄,先生为何不用?

释难:大黄清热泻下,用于痢疾里急后重者,有通因通用的作用,患者目前里急后重的症状已不明显,故暂不考虑。

问难:可否予小蓟草止血?

释难:小蓟侧重于治疗尿血,便血多用侧柏叶、地榆、槐花之类治疗。

问难:苍术健脾化湿,其作用偏重于中焦还是下焦,与白术功效侧重有何不同?

水

肿

释难：苍术主要能运脾化湿，而非健脾，且侧重于化湿功效，作用于中焦，湿重者，舌苔较腻，用苍术较宜；白术能健脾化湿，其健脾作用较佳，一般脾虚湿不重，舌苔不腻，白术即能奏效。本例患者虽舌苔不是很腻，但辨证属湿重于热，故苍术、白术并用。如本方化湿力量仍未奏效，可进一步考虑加草果，该药化湿作用最强。

问难：本案辨证为湿热下注大肠，用药应清热化湿为治，而肉桂性温，缘何在处方中出现？

释难：肉桂性温，可协助当归芍药行血，且可制黄芩、黄连苦寒之偏，以免寒凉凝滞而碍邪，为反佐法。

【疗效】患者服药 7 剂，腹痛消失，大便脓血消失，仍伴少许黏液，每日大便 1～2 次。守方去槟榔，加夜交藤 30 g，再服 14 剂，诸症悉减，患者出院后仍在门诊服中药调治，守方加减。

血 证

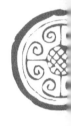

病案一

某男,56岁。

【主诉】黑便1周,伴呕血1次。

【现病史】患者于2010年2月28日因头痛自行服用芬必得治疗,次日清晨即解柏油样大便,每日2～3次,并呕吐鲜血1次,量较少,伴心悸、头晕乏力,3月2日赴瑞金医院急诊,查大便隐血＋＋＋＋;血常规:白细胞计数24.4×10^9/L,中性粒细胞比率88.3%,血红蛋白66 g/L,白蛋白23 g/L。给予抗感染、抑酸护胃及止血治疗3日,患者大便转黄,呕血及黑便未作,头晕乏力好转,仍头痛不适。患者为求中西医结合进一步治疗,遂来曙光医院就诊,收入病房。2010年3月11日查胃镜示:食管静脉曲张,幽门管、十二指肠壶腹部溃疡,胃体溃疡瘢痕;B超示:脾肿大。

刻下:进食油腻容易腹泻,大便色黄,基本成形,每日1～2次,食后中脘痞塞,偶有嗳气,前额胀痛,晨起时较剧,劳累后易发,输血治疗后好转,头晕且重,面色不华,夜寐不酣,口干口苦,喜饮温水。舌红少苔,有裂纹,脉弦细微数。

【既往史】有长期大量饮酒史,已戒;20年前血压升高1次,原因不详,之后未作;2008年4月曾大量呕血1次,经西药治疗好转;2009年8月,因胃溃疡出血穿孔,于瑞金医院行手术修补。

【诊断】血证,呕血、便血;头痛。

【辨证】气血两虚,脾阴不足。

问难:患者头胀痛较剧,不同于虚证头痛绵绵的表现,是否应属于邪实内阻所致?

释难:头痛辨证当分外感、内伤,外感头痛多因起居不慎,感受风、寒、湿、热等外邪,侵袭经络,上犯巅顶,清阳受阻,气血不畅所致,属实邪内阻,不通则痛,常伴有表证,一般发病较急,痛势较剧,痛无休止;内伤头痛以虚证为多,特点以隐痛、空痛、昏痛为主,痛势悠悠,遇劳则剧,时作时止,如肾精亏虚,脑髓失养,脾虚生化不足,或失血之后,营血亏虚,脑髓脉络失荣所致;或见虚中夹实,如肝肾阴虚,肝阳上亢,扰动清空之肝阳头痛,或脾虚失运,痰湿内生,上蒙清窍之痰浊头痛,以及头部外伤后或久痛不愈,脉络瘀阻,不通则痛之瘀血头痛。本例患者并无外感征象,头痛且晕,时作时止,遇劳加重的表现符合虚证头痛的特点,且有反复失血病史,营血亏虚明显,输血治疗后好转,当属血虚头痛。

问难:本例脾阴亏虚如何体现? 为何不是胃阴亏虚?

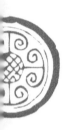

释难:脾阴虚的实质是脾的气阴两虚,临床表现一般同时具有脾气虚弱、阴虚和热象三种见证,又都不太严重,比如食少、食后作胀,消瘦、乏力,大便溏或秘结,口燥唇干,口渴而饮水不解,舌红少津,或舌光无苔,脉细带数。患者因久病脾气亏虚,统血无力,血溢脉外,故而出现呕血、便血的症状,如《灵枢·经脉》曰:"阴络伤则血内溢,血内溢则后血,肠胃之络伤,则血溢于肠外",由于多次失血,阴血亏虚,遂形成气阴两虚的证候;进食油腻容易腹泻,食后中脘痞塞,口干,舌有裂纹,少苔,脉弦细;同时患者有长期大量饮酒史,酒乃辛热之物,能助体内生热,因而具备轻微的热象:口苦,舌红,脉微数。胃阴亏虚常见于热病后期,本质是邪热伤阴,热象及阴虚都比较严重,而本例热象与阴虚均较轻。

【治法】益气补血,健脾养阴。

【处方】八珍汤加味。

问难:八珍汤以补益气血为主,养脾阴常用什么方药? 可否予沙参麦冬汤、益胃汤之类?

释难:养脾阴不同于养胃阴,一般胃阴亏虚者常用甘寒的药物以滋润胃阴,使"阳明燥土得阴则安",故常用沙参麦冬汤、益胃汤之类,所用药物兼能清肃肺卫余热,方中天花粉、沙参之类药物还有通便的作用,不可应用于便溏的患者;而脾阴亏虚应用甘淡的药物补养脾阴,由于其证本质是脾的气阴两虚,故临床治疗常以甘养脾阴法与健脾益气法并用,使脾阴得以恢复,常用参苓白术散加减。本例用八珍汤补益气血,方中已有四君健脾益气,尚可加用黄芪、山药、扁豆之类补养脾阴,此外石斛亦可养阴厚肠,适用于阴虚而便溏的患者。

问难:归脾汤益气补血,健脾养心,本例是否适用?

释难:归脾汤也可应用,但患者心血亏虚的表现不太明显,无心悸气短,仅见夜寐不安,主要以气血亏虚的表现为主,故而八珍汤更合适,合参苓白术散健脾养阴。

【用药】太子参 30 g　　黄芪 30 g　　炒白术 15 g　　茯苓 15 g

生甘草 6 g　　川芎 9 g　　炒当归 9 g　　熟地黄 15 g

炒白芍 15 g　　川石斛 15 g　　扁豆衣 9 g　　山药 15 g

砂仁 3 g^{后下}　　佛手 9 g　　凤凰衣 9 g

问难:本例能否使用阿胶补血?

释难:阿胶性质黏腻,有碍消化,方中已有四物汤滋补阴血,无需再加阿胶。

问难:先生平素使用熟地黄时也较谨慎,常权衡患者的脾胃功能能否承受,本例有无此顾虑?

释难:熟地黄养血滋阴,还可补精益髓,患者由于长期失血,精血不足,脑髓失养,尤其适合用熟地黄治疗,此外方中尚有砂仁同用,可减轻熟地黄滋腻碍胃的不良反应。

问难:患者有消化性溃疡出血,可否给予煅瓦楞、煅牡蛎之类收敛止血?

释难:患者目前正在使用西药质子泵抑制剂,其抑酸护胃止血的作用较中药更为强大,因此本例无需再加用上述药物。

问难:患者目前有食后脘痞,偶有嗳气的表现,如症状加重如何治疗?

释难:可予佛手、木蝴蝶之类药物疏肝理气,程度较重者可加旋覆花、代赭石之类降逆气。

问难:患者脾阴亏虚,有少许热象,本方用药似乎略偏于辛温,可否加用清热药物?

释难:张璐指出便血的治疗:"不可纯用寒凉,必加辛散为主,久之不

血

证

· 145 ·

愈,宜理胃气,兼升举药,故大便下血多以胃药收工,不可徒用苦寒也。"本例由于热象并不严重,无须使用清热药物,方中益气养阴补血俱全,自然可以杜绝生热之源。

问难:凤凰衣有何作用?

释难:凤凰衣即附着于鸡蛋壳内一层薄膜,具有保护黏膜,促进溃疡修复的功效,内服常用于消化性溃疡,外用尚可治疗褥疮。

问难:本例中使用太子参、黄芪为何用量尤其重?

释难:患者多次大量出血,阴血亏虚严重,如吴鹤皋指出"以有形之血不能自生,生于无形之气故也"(《名医方论》),故而加大补气药的用量,加强益气生血的作用。

问难:患者刚刚大量出血,又有食道静脉曲张,随时有出血的危险,使用当归、川芎之类是否有所顾虑?

释难:消化道大出血的患者体内常容易留有瘀血,瘀血不祛亦会导致出血不止,故而在出血急性期度过,症情较为稳定时,适当应用少量活血药,当归、川芎之类由于活血作用不太峻猛,可以使用。此外当归活血补血兼顾,川芎上行头面,善治头痛,故较为适于本例。

【疗效】患者服药后脘痞消失,吐血、便血未作,大便成形,每日 1 次。住院期间继续服用上方,配合西药抑酸护胃治疗,出院时诸症消失,门诊继续守方加减,服药 3 个月,复查胃镜,溃疡愈合。

病案二

某女,83 岁。

【主诉】腹痛、腹泻反复发作 2 年,加重 3 日。

【现病史】患者 2 年前在无明显诱因下出现腹部绞痛反复发作,多见于脐周,痛时欲便,泻后腹痛反增,食入或得温略减,拒按,大便不成形,每日 2～4 次。患者多次在外院诊治(具体方案不详),效果不佳。2008 年 10 月 9 日,患者赴中山医院查肠镜示:肠腔扭转,患者无法耐受检查,肠镜至 35 cm 所见无明显异常;2008 年 10 月 15 日钡剂灌肠示:升结肠小憩室。今年 2 月 3 日,患者腹满痛加重,来曙光医院外科急诊,查血常规及腹部立卧位平片均未见明显异常,给予解痉止痛、护胃黏膜等治疗措施,为求进一步诊治收入内科病房。

刻下：脐腹隐痛，入夜加重，喜温拒按，得食略减，矢气后较舒。大便呈糊状，每日2～3次，肛门下坠，返酸，纳差，口干喜热饮，畏寒怕冷，夜寐不安。苔薄腻而干，有裂纹，舌质暗，舌下脉络迂曲，脉弦。

【既往史】有高血压、腔隙性脑梗死病史，20年前有胆囊切除史，30年前阑尾切除手术史。

【诊断】腹痛，泄泻。

【辨证】脾胃虚寒，气滞血瘀。

问难：患者发病之初是否属于实证腹痛？为何痛时欲便，便后痛增？是否乃肝气郁滞所致？

释难：实证腹痛表现为拒按，饱食后加重，一般急性起病，腹痛拘急，疼痛暴作，多见于寒实内阻腹痛、湿热壅滞腹痛及饮食积滞之腹痛，如属于饮食积滞所致者，常伴有痛时欲便，泻后痛减。本例患者在2年前初发腹痛时虽有疼痛暴作、拒按，但却伴见食入痛减、得温较舒，属于虚寒的特点，此外，患者腹痛兼有泄泻的症状，并无伤食及情志不畅的诱因，说明患者脾胃运化功能虚弱，即中虚有寒而致升降失职，由于推动无力，气滞不通，故症状表现虚实夹杂；而泻后脾胃功能更虚，气滞反而加重，故见腹痛更甚。

问难：目前本例腹痛之寒热虚实如何明辨？

释难：患者刻下证候仍属本虚标实，虚实夹杂，本虚乃脾胃虚寒，标实为气滞、血瘀，前者表现为脐腹隐痛得食略减，饮食温热较舒，畏寒怕冷，大便不实，肛门下坠，胃纳不佳；气滞以腹满痛拒按，得矢气较舒，脉弦为主要征象；血瘀表现为腹痛以脐周多见，部位固定，入夜加重，舌质暗，舌下脉络迂曲。

问难：患者体内瘀血如何形成？

释难：患者曾有2次腹部手术史，虽已相隔多年，但手术导致脏腑经络受损，脉络瘀阻，气血痹滞，已埋下隐伏病机，2年来腹痛反复发作，气滞日久渐至血行不畅，瘀血内生，另外"久痛入络"，亦可病及血分。

问难：瘀血病证常见有口干而不欲饮水，患者口干喜饮，舌苔薄腻而干，有裂纹，似乎表现为阴液亏虚，当如何理解？

释难：阴虚证除见有口渴喜饮，尚有形体消瘦、失眠多梦、舌红少苔或舌光无苔，肠道失于濡润者大便燥结；阴虚化热者潮热盗汗；肾阴不足者腰膝酸软、耳鸣，肺阴亏虚则干咳少痰，肝阴不足则胁肋灼痛、两目干涩；心阴

血

证

不足见心悸怔忡。患者仅见口渴喜饮、苔薄腻而干，而其余症状皆未见，不足以说明体内阴液亏虚，当属瘀血内阻，津液不能上承于口之故。

【治法】温中补虚，理气化瘀。

【处方】理中汤合血府逐瘀汤加减。

问难：瘀血腹痛常用少腹逐瘀汤，本例为何选择血府逐瘀汤？

释难：少腹逐瘀汤配有温通下焦之小茴香、官桂、干姜，温经止痛作用较优，方中配有玄胡、失笑散活血止痛效果更佳，理气作用不足，适用于少腹瘀血积块疼痛或经行不畅者。血府逐瘀汤内含有四逆散和桃红四物汤组成，理气化瘀均备，尚有桔梗、牛膝一升、一降，调畅气机，其主症以气滞、血瘀并重，正合本例病机。但血府逐瘀汤中药物也非全部采用，比如桃仁虽可活血化瘀但能滑肠通便，患者已有腹泻症状，则不适用。

问难：小建中汤与理中汤皆能温中补虚，本例应用如何取舍？

释难：小建中汤主治虚劳里急之腹中时痛，其特点：得温或按之则痛减，是因劳伤内损，中气虚寒，肝气乘脾之故，则方中重用甘温质润之饴糖为君药，益脾气而养脾阴，温补中焦，兼可缓肝之急；然而患者有泛酸、腹满、纳差的症状，服用饴糖恐加重故不宜使用。理中汤以干姜为君药，温中焦脾胃而祛里寒，配合参、术、甘草之甘温益气，以补中焦之虚，使中焦之虚得甘温而复，清阳升而浊阴降，运化健而中焦治，故曰"理中"。

【用药】党参15 g	炒白术15 g	干姜6 g	柴胡10 g
枳壳15 g	炒白芍15 g	生甘草6 g	红花10 g
当归10 g	川芎10 g	桔梗6 g	肉桂3 g
延胡索15 g	乌药10 g	煅瓦楞30 g	葛根15 g

问难：先生讲小建中汤中饴糖有加重泛酸的可能，本方中用炒白芍，是否也有此弊？且血府逐瘀汤中原用赤芍，本例为何换为白芍？

释难：饴糖除有可能加重泛酸，尚能令人中满，患者常有腹满的感觉，故不宜用，炒白芍因其味酸，亦有可能增加胃酸分泌，但方中已使用了制酸药煅瓦楞，可以抑制其不良反应。赤芍因性偏凉，患者脾胃虚寒，适宜使用温性的活血药，故更换为白芍，并且与甘草相配，组成芍药甘草汤更有柔肝缓急止痛之效果。

问难：先生既然指出血府逐瘀汤中桔梗、牛膝两药能够宣畅气机，因何又弃之不用呢？

释难：王清任创立血府逐瘀汤原治"胸中血府血瘀"，故有桔梗开提肺气，载药上行，合枳壳升降上焦之气而宽胸，并用牛膝通利血脉，引血下行，以散胸中之气滞、瘀血；而本例气滞血瘀主要位于中焦，故不需用这两味药物。

问难：方中葛根有何作用？

释难：本例中主要用其升阳止泻的作用，患者长期腹泻，肛门下坠，乃脾气亏虚下陷，清阳不升所致，此外现代药理研究显示该药具有扩血管、活血、降压作用，尤宜于高血压、脑血管意外后遗症的患者。

【疗效】患者服药14剂后腹痛已除，大便转实，每日1～2次，余症也减。原方续服14剂，诸症悉除。

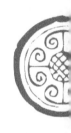

血

证

胃 痞

病案一

某女,73 岁。

【主诉】中脘胀闷反复发作 20 年,加重 2 周。

【现病史】患者 20 年前曾因反复中脘痞塞行胃大部切除术(毕 II 氏),具体病因不详,术后仍有脘胀不适反复发作,遇情绪不畅或进食油腻易作或加重,常于门诊治疗后症情缓解。2 周前,患者在外就餐后出现脘腹胀满,胃纳减少,泛酸,自觉神疲乏力,活动后心悸,来曙光医院门诊服中药治疗病情无改善,为进一步诊治收入病房。查胃镜示:残胃吻合口炎;腹部 B 超示:胆囊壁粗糙,多发性结石;心电图示:心房纤颤。

刻下:中脘痞塞,不知饥饿,情绪不佳时或饮食后加重,大便干结如栗,2~3 日一行,口干不欲饮水,口苦,倦怠乏力,动则心悸,平素怕冷,喜温热饮食,急躁易怒,紧张时容易出汗,舌质偏暗,苔薄黄,前半苔少,有裂纹,寸脉、尺脉偏沉,关脉弦。

【既往史】有焦虑症病史,目前服用黛力新治疗。

【诊断】胃痞。

【辨证】脾虚肝乘,胃阴不足,肠失濡润。

问难:患者有胃大部切除手术史,容易出现腹部络脉不和,气血瘀滞,既往又有焦虑症病史,长期肝郁气滞则血行不畅,舌质偏暗,病机是否存在瘀血内留？

释难：患者主要表现为中脘胀满反复发作，长期以来并无疼痛发生，而瘀血内留的典型征象是局部刺痛，固定不移，或可见癥积肿块，舌质紫暗，有瘀斑或瘀点，脉细涩等，以上表现患者皆不具备，因而从症状体征上尚无明显证据表明存在瘀血病机。但是结合辅助检查结果患者心电图显示心房纤颤，从西医学角度讲容易产生附壁血栓，这也是中医之瘀血存在的基础。因而在治疗时可以稍佐以活血化瘀的药物。

问难：阴虚患者一般表现为口渴引饮，本例患者为何口干却不欲饮水，结合其舌象表现：苔薄黄，提示体内有热，是否属于气滞湿阻化热，从而导致湿热内蕴？

释难：虽然气机不畅常影响体内水液的运行，导致痰、湿等病理产物的产生，但本例中诸如痰湿、湿热之类的病邪并不明显，患者既无咳嗽、咳痰、喘促等痰湿蕴肺症状，亦无头晕目眩、神昏等痰湿上蒙清窍的表现；又未见恶心呕吐、大便溏泻或不爽等湿蕴胃肠征象，舌苔不腻，脉象不濡，因而没有任何证据提示体内湿热蕴结。患者胃阴不足故见口干，之所以不欲饮水，还是提示体内有瘀，无论从久病入络、腹部手术史，还是心房纤颤的角度分析，都有瘀血存在的基础，由于血瘀的程度较轻，故尚无典型的瘀血征象。

【治法】健脾疏肝，养胃润肠。

【处方】枳实消痞丸合四逆散加减。

问难：患者症状发作受情绪影响大，有明显的肝气乘脾因素，又有焦虑症病史，可否从郁证角度考虑，用越鞠丸治疗？

释难：越鞠丸的适应证为气郁乃至血、痰、火、湿、食诸郁之轻症，病证属实痞，本方所治六郁均为实证，若为虚证则不宜用本方治疗。方用香附行气解郁为主药，以治气郁；川芎活血祛瘀，以行血郁；栀子清热泻火，以清火郁；苍术燥湿运脾，以除湿郁，神曲消食导滞，以消食郁。本例患者以脾气亏虚为本，肝郁气滞为标，木气乘土，治疗当以健脾益气以治本，行气疏肝以治标，越鞠丸仅行气解郁而疏肝之力不足，更无健脾治本之药，且全方整体偏于温燥，故与本例病证不甚相符。

问难：柴胡疏肝散合香砂六君子汤即可健脾疏肝，本例能否选用这两首方剂治疗？

释难：柴胡疏肝散中较多香燥药物，而香砂六君子汤中木香、砂仁、陈

胃

痞

皮也较为香燥,患者已有胃阴不足,用药当考虑理气而不伤阴,如使用这些方药,更易损伤阴液,所以这两首方剂也不适合本例。

问难:能否采用小建中汤健脾益气?

释难:小建中汤的作用在于温中补虚,健脾力量不足,常用于单纯的脾胃虚寒病证,如消化性溃疡患者以胃痛得温则减为主症,患者虚寒的表现并不明显,故该方不适用。本病例辨证为虚实夹杂,治疗宜虚实兼顾,以虚为主,可考虑用枳实消痞丸加减。

方药:枳实 15 g　　　厚朴 9 g　　　半夏 9 g　　　太子参 15 g
　　　生白术 9 g　　　茯苓 15 g　　　生甘草 6 g　　　柴胡 9 g
　　　香橼皮 10 g　　路路通 15 g　　北沙参 15 g　　鲜生地黄 15 g
　　　生白芍 15 g　　桃仁 10 g　　　火麻仁 15 g　　佛手 10 g
　　　杏仁 10 g　　　郁金 10 g　　　炒谷芽 30 g　　炒麦芽 30 g

问难:枳实消痞丸中还有黄连和干姜两味药以辛开苦降,助开痞之功,先生为何不用?

释难:李东垣枳实消痞丸所治的痞满病证,乃虚实相兼,寒热错杂,热重于寒,实多虚少之证,故方中寒热并用,消补兼施,消重于补。本例病机的形成乃因虚致痞,虚多实少,寒热错杂亦不明显,因而不考虑用黄连和干姜。此外曙光医院林江主任曾研究枳实消痞丸的拆方功效,结果表明其消痞除满疗效的发挥主要在于枳实、厚朴的作用。

问难:处方中为何强调用生白术、生白芍?

释难:二药生用皆有通便效果,炒制后反有收涩止泻作用,如痛泻要方中即用炒白术、炒白芍,治疗腹痛即泻,泻后痛缓的"痛泻证";患者大便干结如栗,故使用生白术、生白芍以加强通便之力。

问难:先生平素治疗便秘患者常以南北沙参并用,本例缘何单用北沙参?

释难:南、北沙参功效相近,性味甘寒,皆入肺胃经,《本草逢源》谓:"……北者坚实性寒,南者体虚力微",故临床运用中北沙参滋阴效果较好,且以养胃阴为主,而南沙参偏于养肺阴,兼有祛痰之功。本例患者病机有胃阴不足,肠失濡润,故考虑用北沙参滋阴润肠。

问难:谷麦芽生用、炒用有何区别?先生常将这两味药配于胃痞患者处方中,有何深意?

释难：谷麦芽的炮制有生用、炒黄、炒焦等方法，一般认为麦芽生用消食，兼能疏肝，炒黄增强开胃消食作用，并能回乳，炒焦后消食化积作用更强；谷芽作用于麦芽相似而力量较弱，生用养胃消食，用于胃阴不足，食欲减退，炒用偏于消食，用于不饥食少，炒焦则善化积滞，用于积滞不消。患者因脾胃虚弱，纳运失调，不知饥饿，故用炒谷麦芽以开胃消食。谷麦芽两味药看似平淡，养胃效果甚佳，曙光医院已故著名中医专家张羹梅教授在治疗脾胃病患者时，经常应用此药。

问难：四逆散中柴胡较为香燥，其辛散之性亦有伤阴竭液之弊，是否也应该去掉该药？

释难：四逆散之所以具有疏肝理脾的功效，柴胡乃其中主要的药物，如舍弃该药则非四逆散方，柴胡药性虽辛香发散，但处方中诸多养阴药物可制约，不至于伤阴。

问难：麦冬亦有养阴通便的作用，本例可否运用？生地黄的作用是否以清热凉血为主，而养阴通便效果较弱？

释难：麦冬以养心阴、胃阴为主，但较为滋腻，患者胃纳较差，用之恐其碍胃。生地黄的应用有鲜地黄、干地黄、熟地黄之分，其中鲜地黄清热凉血，生津润燥，养阴通便效果较佳，尤宜于热甚伤津劫液而致肠燥便秘者；干地黄滋阴清热，凉血补血，常用于热病伤津及血热出血诸证；熟地黄补血滋阴，益精填髓，适用于血虚、肝肾阴虚诸证。

【疗效】患者服药 7 剂，脘痞减轻，胃纳增加，大便通畅，每日 1 次。守方加煅牡蛎 30 g，再服 14 剂，症情稳定。

病案二

某女，79 岁。

【主诉】反复上腹部胀 40 余年，伴食欲减退 2 个月余。

【现病史】患者 40 余年前因饮食不规律后出现上腹部胀闷，进食后呕吐胃内容物，自服消化酶等药物治疗（具体不详），其后未再发作。2 个月前患者在无明显诱因下出现上腹胀，进食后加重，偶有隐痛，伴有泛酸嗳气。为求进一步治疗，由门诊拟"腹胀待查"收治入院。

刻下：腹胀，时有泛酸，嗳气，隐痛。口苦、口干，不欲饮水。大便欠畅，伴有不消化食物,每日1次。小便量少,睡眠依赖艾司唑仑。苔黄腻而干,有裂纹,舌质偏暗,右脉沉弦,左脉弦细。

【既往史】自述有慢性心衰史20余年,目前每日服用康忻2.5 mg治疗,有慢性膝关节软骨损伤史,现每日服用盐酸曲马多1粒。

辅助检查:

2014年国外查胃镜示:慢性浅表性胃炎、食管裂孔疝(报告未见)。

2017年5月29日查肝胆胰脾B超示:脂肪肝,胰腺前方弱回声结构,建议进一步检查,胆囊脾脏及双肾未见明显异常。

2017年6月2日查下腹部CT增强示:空肠近段肠壁局限性增厚,考虑局限性肠炎可能。

2017年6月3日查上腹部CT平扫+增强示:胰腺颈部、体部多发囊性病变,考虑假性囊肿可能,IPMN(导管内乳头状黏液瘤)待排,建议MRI进一步检查;小肠系膜根部脂肪间隙轻度水肿伴等密度结节,考虑脂膜炎;肝左内叶血管瘤,肝左内叶包膜内小囊肿;右肾小结石。

【诊断】胃痞病。

【辨证】肝郁脾虚,湿热内蕴。

问难:诊断是否为腹胀满病?

释难:目前的症状是上腹胀,纳差,稍进食或饮水后即加重。故诊断为胃痞。

问难:患者既往有慢性心衰史,腹胀伴食欲减退是否由心衰所致?

释难:患者上腹胀,病位明显在胃,发病时小便不畅,但住院后经输液已较前改善,又无腹水和下肢水肿,因此慢性心衰的诊断值得商榷。

问难:是否有水饮的表现?

释难:患者无水肿、气急等症状,尚无水饮的表现。

问难:小便量少是否是肾虚的表现?治法是否应注重利水?

释难:小便量少和大便欠畅为脾气虚,气机欠畅所致,诚如《黄帝内经》云:"中气不足,溲便为之变",二便的改变在本案中并非肾虚表现,治法应健脾疏肝。

问难:脏腑定位是否在脾?

释难:在脾无误,同时也要考虑腹部的归经在肝,因此辨证属肝郁脾虚,湿热内蕴。

【治法】清热化湿,疏肝健脾,理气畅中。

【处方】半夏泻心汤合四逆散。

问难:是否可用泻心汤治疗?

释难:泻心汤其功能为泻火解毒,以祛邪为主。本案发病为脾胃升降失常以致心下痞满,故可用半夏泻心汤辛开苦降、和理脾胃,以达到和中降逆、消痞散结的目的。

问难:除此之外还应如何治疗?

释难:治疗当以清热化湿、疏肝健脾、理气畅中为主。目前不宜过补,还应加用四逆散或柴胡疏肝散调畅气机、疏肝解郁。

【用药】

柴胡 9 g	枳实 18 g	生白术 30 g	生甘草 6 g
半夏 9 g	陈皮 6 g	木香 6 g	豆蔻 6 g 后下
黄芩 9 g	黄连 3 g	决明子 30 g	火麻仁 30 g
路路通 15 g	大腹皮 15 g	北沙参 15 g	太子参 9 g
蒲公英 30 g	连翘 12 g	郁金 9 g	虎杖 15 g

浓煎 1 剂

胃

痞

问难:愿闻老师处方深意。

释难:柴胡同枳实,一升一降,舒畅气机;半夏散结除痞;黄芩、黄连之苦寒可泄热开痞;太子参、白术、甘草可补脾虚;陈皮理气健脾且化湿;豆蔻燥湿行气;木香,大腹皮、郁金调气畅中解郁;路路通归肝经,可通络;决明子、火麻仁润肠通便;连翘清热;蒲公英、虎杖清热利湿;北沙参养阴生津。

问难:能否考虑用防风升清阳?

释难:患者无明显清阳不升的表现,例如头晕,倦怠乏力,大便泄泻等。且腹内无鸣响,故不需要使用。

问难:若伴有水饮的症状,应如何治疗?

释难:可加用苓桂术甘汤、猪苓汤、泽泻汤、金匮肾气丸等。

【疗效】患者服药后腹胀减轻,食欲增加,大便较前通畅,舌苔薄黄。原方继续服用 3 剂,诸症均减。出院后予以带回 14 剂。

心　悸

某女,73岁。

【主诉】心悸反复发作 2 年余,加重 1 周。

【现病史】患者 2 年来心悸反复发作,多于睡眠不佳时易发。发则心悸阵作,伴有头晕、乏力,活动后气促,胸闷且痛,休息后可缓解。近 1 周来心悸症状加重,来曙光医院门诊查心电图示:阵发性房性心动过速,ST－T 改变;血液流变学示:全血黏度增加。为求进一步治疗,收入病房。

刻下:心悸阵作,头晕乏力,登楼后气促,胸闷且痛,口干而不欲饮,潮热,耳鸣,口苦,夜寐不安,爪甲色白,形体丰盛,舌质暗红,苔薄,脉弦。

【既往史】有脂肪肝病史。

【诊断】心悸,胸痹。

【辨证】心脾两虚,痰瘀互结。

问难:患者年逾古稀,肾精不足,症见口干、潮热、耳鸣、夜寐不安是否属于肾阴虚、水不济火的表现?

释难:患者古稀之年,肾精已有不足,但尚未见明显的肾阴亏虚的表现,患者虽有口干但不欲饮水,耳鸣乃肾精不足,不能濡养清窍之故,潮热、夜寐不安皆阴血不足,心失所养所致。而肾阴虚,水不济火之舌红少苔或无苔、腰酸膝软、五心烦热、眩晕、盗汗、咽干口燥、消瘦、溲黄便干等表现,患者皆不具备。

问难:胸痹以心前区疼痛为主要症状,患者仅症见登楼后气促,胸闷且痛,其胸痹的诊断是否成立?

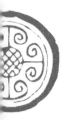

释难：《金匮要略》曰："夫脉当取太过不及，阳微阴弦，即胸痹而痛，所以然者，责其极虚也。今阳虚知在上焦，所以胸痹、心痛者，以其阴弦故也。平人无寒热，短气不足以息者，实也"（《胸痹心痛短气病脉证治第九》），说明胸痹的轻症即以短气不足以息为主，重则表现为心前区疼痛，如《金匮要略》所述："胸痹之病，喘息咳唾，胸背痛，短气……"；更有甚者如真心痛，则以"胸痹不得卧，心痛彻背者"为主症。因此本患者目前属于胸痹的轻证。

问难：从患者的症状表现看如何辨为痰瘀互结？

释难：患者心悸发作多见于睡眠不佳时，休息后可缓解，主要是由于心血亏虚所致，而胸痹之病为本虚标实之证，由于心之气血阴阳亏虚以致实邪痹阻心脉，或因寒凝、气滞、血瘀、痰浊，痹遏胸阳，阻滞心脉，日久心失所养。本例患者形体丰盛，"肥人多痰湿"，有脂肪肝病史，亦为脾虚痰浊内生所致。虽然患者症状体征上血瘀的表现并不明显，仅见心悸不宁，心胸闷痛，舌质暗红，无刺痛、入夜加重、舌面瘀斑等征象，但其辅助检查结果：心电图示ST-T改变，提示心肌缺血，血液流变学示全血黏度增加；均提示有血瘀的基础。

【治法】养心健脾，祛瘀化痰。

【处方】归脾汤合丹参饮、瓜蒌薤白半夏汤加减。

问难：患者病机既然有心血瘀阻，症见心胸闷痛，先生为何不予血府逐瘀汤或桃仁红花煎理气化瘀？

释难：血府逐瘀汤善于活血祛瘀，行气止痛，王清任创制主治"胸中血府血瘀"所致诸证，方由桃红四物汤合四逆散加桔梗、牛膝组成，故能行气开胸，活血散瘀，用于本例则药重病轻；桃仁红花煎组成中除包含桃红四物汤，尚有延胡索、制香附、丹参、青皮以活血行气止痛，其方重在化瘀通络，适于瘀血程度较重者。丹参饮活血祛瘀，行气止痛，适用于血瘀气滞之心胃诸痛轻证，与本例病机、病情程度较为吻合。

问难：小建中汤主治脾虚、血不养心，症见心中悸动，虚烦不宁，面色无华等，本例是否可用该方治疗？

释难：小建中汤主治虚劳里急，能温中补虚，和里缓急，《伤寒论》用本方疗"伤寒阳脉涩，阴脉弦，法当腹中急痛""伤寒二三日，心中悸而烦者"，病机皆由中阳亏虚，营卫不足，阴阳失和所致，心阴不足，心失所养则心悸，故以桂枝汤倍芍药加饴糖温阳气、益阴血，以建中气，资化源，充养五脏。本

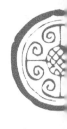

心

悸

例并无中阳亏虚,仅脾气不足,气血生化乏源,心血失养,而心悸不宁,故当补养心脾为治。

问难:炙甘草汤也是治疗气血虚弱所致的心悸不适的经方,本例是否适用?

释难:《伤寒论》曰"伤寒脉结代,心动悸,炙甘草汤主之"。炙甘草汤又名复脉汤,其功效重在益气养血,滋阴复脉,以炙甘草甘温益气,缓急养心为君;配人参大补元气,以补益心气;大枣味甘补脾养心;生地、麦冬、麻仁、阿胶甘润之品,滋养阴血,合君药以益心气而养心血,共为臣药;佐以生姜、桂枝性味辛温而温通经脉,加白酒同煎更增加通阳复脉之效,使气血流通则脉始复常。该方主证由于气虚血少不能推动脉气,荣养心神,故症见脉来时有中止,心虚惊悸不宁,与本例心脾两虚之病机不同,故不甚适合。

【用药】太子参 15 g　　黄芪 15 g　　白术 10 g　　茯苓 15 g

当归 10 g　　炙甘草 6 g　　远志 12 g　　丹参 15 g

砂仁 3 g　　檀香 3 g　　半夏 10 g　　薤白 6 g

瓜蒌皮 12 g　　柏子仁 12 g　　淮小麦 30 g　　夜交藤 30 g

煅牡蛎 30 g　　石菖蒲 10 g

问难:归脾汤中尚有龙眼肉、酸枣仁、木香等药,先生缘何皆不用?

释难:患者因有少许热象,如口干、潮热、盗汗、舌质红,龙眼肉性温助热,故不用;酸枣仁虽能养心安神,由于患者尚有大便偏干,则不如用柏子仁既能养心安神,又可润肠通便。原方用木香理气醒脾,以防益气补血药滋腻滞气,因丹参饮中砂仁、檀香皆可理气调中,故可去木香。

问难:淮小麦有何作用?先生为何不予浮小麦除热、止汗?

释难:淮小麦甘、凉,归心经,可养心除烦,用之以益心气、滋心阴,浮小麦功效则偏于敛汗,益气养阴之力微弱,故加煅牡蛎收敛固涩,治疗潮热、盗汗,具有调节自主神经功能的作用。

【疗效】患者经中西药物调治,心悸发作明显减少,头晕乏力改善,胸闷痛未作,出院后带方继服。

虚 劳

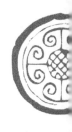

某女，24岁。

【主诉】贫血10年余，黑便反复发作3年，伴有腹痛。

【现病史】患者幼年时期曾有反复贫血病史，十余岁时曾有短暂腹痛发作，多按之可缓解，3年前开始出现黑便，伴有脐腹偏右侧隐痛，查大便隐血＋＋，骨髓穿刺示：缺铁性贫血，当地医院给予补充铁剂及输血治疗，今年以来逐渐出现暗红色血便，每日最多5～6次，有时伴有黏液，查血红蛋白最低达20 g/L，经常住院输血治疗。湖南省长沙市湘雅医院检查胃镜示：慢性浅表性胃炎；肠镜示：回肠末端溃疡，结肠黏膜呈贫血改变。曾给予美沙拉嗪治疗，患者不耐受，遂停药。平素纳谷不馨，食后腹胀，伴有腹泻，多见于贫血发作时，输血治疗后便血、腹痛及腹泻等症状均能改善。

刻下：脐腹隐痛，喜按，倦怠乏力，纳谷不馨，食后腹胀，低热，足心热，动则汗出，盗汗，喷嚏，畏寒怕热，口干口苦，不欲饮水，夜寐不安，经汛8年未至，大便每日1次，色黄，面色萎黄，形体消瘦，发育迟缓，苔薄，舌质淡，脉细数。

【诊断】虚劳；便血（远血）；腹痛。

【辨证】脾气虚为主，脾不统血。

问难：本例为何诊断为虚劳，虚劳与一般的虚证如何鉴别？

释难：虚劳的发生一般是由虚致损，积损成劳。其形成总不离五脏气血阴阳的亏虚。患者自幼反复发生贫血，当时无明显失血，医院检查提示缺铁性贫血，应属脾虚化源不足所致。而血液的亏虚无以濡养滋润五脏，五脏亦日渐虚损。肺气不足，卫外不固则不耐寒热，容易感冒，出现喷嚏、低热；"汗为心之液"，心气不足无以敛汗，则见自汗、盗汗，心血亏虚，心神失养则夜寐不安；脾气亏虚，气不摄血，血溢肠道，便血频作，同时气血生化乏源后天失养，形体消瘦，面色萎黄；血不养肝，肝血亏虚，经血无以形成则闭经；精血同源，脾虚后天化源不足，不能滋养先天，肾精亦虚，故见生长发育迟缓。因而本例虚劳五脏俱虚，气血阴阳皆不足，其中以脾气虚损为主。

问难：患者闭经8年，辨证有无肝郁存在？

释难：女子以肝为先天，月经的形成除肾精天癸的作用外，尚需要肝血充足，肝藏血功能正常。患者长期贫血，肝血不足，天癸虽至，但肾中精气长期无以充养，不能溢泄，故出现闭经，此种情况即所谓的"干血劳"，并非由肝气郁结，疏泄失常所致。

问难：患者有低热，口干口苦，不欲饮水等表现是否提示体内有湿热之邪？

释难：患者舌质淡，苔薄，脉细数，无头身困重，口气秽浊，大便溏滞不爽，舌质红、苔黄腻等表现，因而未见任何湿热的征象，患者长期失血，津血同源，阴津自然不足，可见口干，血溢肠道，容易导致瘀血内留，则见口苦、不欲饮水等症状；由于脾虚日久，化源不足，加之长期失血，无以滋养五脏，故五脏俱虚，肺气亏虚，卫外不固则畏寒怕热，容易感冒，而见低热，喷嚏等表现。

问难：数脉多主热证，患者既然无湿热内蕴，如何表现为数脉？

释难：一般来讲，数脉主热证，脉象有力为实热，无力属虚热。但个别无明显寒热偏向的情况亦可见数脉，比如长期失血的患者，由于阴血不足，气随血脱，亦可表现为脉虚而数，但此时不一定有阴虚内热存在。

【治法】健脾益气摄血。

【处方】黄土汤合黄芪建中汤、当归补血汤加减。

问难：请问先生黄土汤、黄芪建中汤的用意？

释难：黄土汤、黄芪建中汤皆出自《金匮要略》，黄土汤为专治脾不统血的经方，以灶心土温中止血为君药，配术、附温脾阳而补中气为臣药，助君药以复统摄之权，佐以生地黄、阿胶滋阴养血，凉血止血，以防术、附辛温耗血、动血，更配合苦寒之黄芩共同制约术附的温燥之性；该方组成寒热并用，标本兼顾，唐容川称其为"下血崩中之总方"。本例用当归补血汤虽可益气摄血,但其止血的效果还有待时日,因此应与黄土汤配合。黄芪建中汤在《金匮要略》中专治虚劳里急诸不足,其组方遵"虚者补之""劳者温之"之旨,以小建中汤加甘温益气之黄芪,增强益气建中之力,故针对患者虚劳虚损的状态及腹痛里急的表现,皆较为吻合。

问难:患者以脾气亏虚为主,是否可用补中益气汤?

释难:补中益气汤中有升麻、柴胡,具有升举阳气的作用,多用于脾虚清阳下陷,症见泻利无度,肛门下坠、脱肛等情况,本例患者并无上述表现,不存在脾气下陷的病机,故不适宜使用该方。

问难:患者目前诊断为虚劳,能否予以十全大补汤、八珍汤之类,补益气血阴阳?

释难:本例虽然诊断为虚劳,但目前的主要矛盾在于患者仍有不断的出血,当以止血为先,故暂不予考虑补益气血阴阳。

问难:归脾汤可补养心脾,用于心脾两虚的患者,本例是否适用?

释难:患者此次发病根本原因为长期便血以致阴血亏虚,故治疗当以止血为治其发病之本,不能单纯补血治疗。归脾汤虽能补养心脾,但其止血之力不足,因此不适合本例。

问难:本例可采用哪些止血治法?

释难:止血之法有收敛止血,凉血止血,化瘀止血,温经止血。黄土汤中已有灶心土收敛止血,阿胶补血止血,生地凉血止血,由于长期出血的患者体内容易形成瘀血,故尚需加用化瘀止血药物,以止血而不留瘀。此外益气摄血即治疗出血之本,属于病因治疗。

【用药】生黄芪30 g　　炙黄芪30 g　　当归10 g　　灶心土30 g^{包煎}
　　　　生地黄15 g　　阿胶10 g^{烊冲}　　白术12 g　　甘草9
　　　　黄芩9 g　　熟附片9 g^{先煎}　　炒白芍15 g　　肉桂6 g
　　　　蒲黄炭9 g　　陈皮6 g　　炒麦芽30 g　　炒谷芽30 g

问难:先生方中生黄芪、炙黄芪同用,有何道理?

释难:患者五脏俱虚,既有脾气亏虚,气不摄血,血溢肠道以致便血,现代医学检查结果提示存在回肠末端溃疡;又有心气不足,无以敛汗,自汗、盗汗严重。所以用生黄芪生肌敛疮治疗溃疡,兼能益卫固表止汗,炙黄芪专于补气健脾,生炙同用,剂量达到60 g,配伍当归,即当归补血汤,以益气生血。

问难:先生常用参三七活血止血,本例为何不用?

释难：三七效果虽好，但价格较贵，患者家庭经济条件差，又远离家乡前来上海求医，恐难以承受太多的药费，所以本例不用三七，改用其他具有化瘀止血的药物如蒲黄炭。

问难：为何加陈皮、谷麦芽？

释难：患者虚不受补，应用大量的补益药容易壅滞中焦气机，故以陈皮理气畅中，谷麦芽消食开胃，以免患者胃纳减退。

问难：灶心土目前似乎很难找到，可否以赤石脂代替？

释难：灶心土即过去农村用于烧杂草的土灶内底部形成的焦黄土块，其形成过程经过了反复高温的煅造，因而具有温中收敛的特性，而适用于脾胃虚寒证型的出血。赤石脂的成分乃高岭土，虽有收敛的作用，但由于未经高温煅造，其温中的效果不及灶心土，所以不能以该药代替。我们建筑用的一种红砖也是有泥土经高温加工烧制而成，如药房无灶心土，可考虑以红砖替代。

【疗效】患者服药7剂后诸症悉减，由于便血消失，腹痛未作，患者经济条件有限，遂带方药回家调治。

嘈 杂

某女,71岁。

【主诉】中脘嘈杂反复发作1年余,加重1个月。

【现病史】患者1年前在无明显诱因下自觉空腹时胃内嘈杂不适,伴有中脘灼热,进食后可缓解,但餐后腹胀,嗳气、矢气频繁,大便不畅,几乎每月发作一次,曾于地段医院就诊,查胃镜诊断为胆汁反流性胃炎,给予克拉霉素、法莫替丁、奥美拉唑、养胃冲剂等药物治疗,症状仍有反复。近1个月来较前加重,患者为求进一步治疗,来曙光医院住院。

刻下:中脘嘈杂伴有灼热,得食、得温则减,喜按,餐后饱胀,得嗳气、矢气略减,畏寒怕冷,大便不畅。舌质淡,苔薄白,脉小弦。

【既往史】有糖尿病史多年,目前服用二甲双胍控制血糖。

【诊断】嘈杂,胃痞。

【辨证】脾胃虚寒,肝胃不和。

问难:患者畏寒怕冷,中脘嘈杂得温减轻,大便不畅,是否属于阳虚便秘?

释难:阳虚便秘以脾肾阳虚为病机特点,故有温煦不足,阴寒内盛的相应表现如:腹中冷痛、四肢欠温、小便清长,腰膝酸冷,面色㿠白、脉象沉迟等。患者并不具备上述征象,因而不属于阳虚便秘。临床辨证不能见到畏寒怕冷的症状就考虑阳虚,一般来讲此种症状大多与气血运行不畅有关。本例因具有脘腹痞满、嗳气矢气、脉小弦的特征,较为符合气秘特点。

问难:患者发病并无明显情志因素,辨证如何存在肝胃不和?

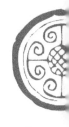

释难：患者嘈杂伴有中脘灼热，这种症状一般由胃酸自身消化所致，胃镜结果也提示有胆汁反流性胃炎，从中医角度讲即属于肝气犯胃所致，此外患者餐后饱胀，得嗳气、矢气可减的特点也有气机不畅的因素，从肝与胃的生理病理关系分析，肝气疏泄功能失常可导致胃失和降、气机失常；反之，脾胃运化、受纳功能的异常，也能招致肝失疏泄，从而造成肝胃不和。

问难：本例既有中脘灼热，又见嘈杂得温减轻，是否提示中焦寒热错杂？

释难：本例嘈杂的症状有得食、得温则减、喜按的特点，兼有畏寒怕冷，舌淡，苔薄白等表现，辨证则属虚寒性质，仅凭中脘灼热感不足以说明中焦有热，因为热邪内蕴还应有口干、舌红、苔黄、脉数等征象。

问难：患者有糖尿病史，该病属于中医消渴范畴，辨证能否考虑有津液不足？

释难：虽然消渴病在中医辨证时多考虑阴虚为本，燥热为标，但辨证当有症状、体征等依据的支持，比如津液不足时多表现为口干喜饮，舌红而干，苔少或光剥，脉细等，而且消渴病首先要以多饮、多食、多尿、消瘦为特征，患者上述征象皆不具备，因此不能单纯的将西医疾病与中医病证等同起来。

【治法】健脾温中，疏肝和胃。

【处方】理中汤合左金丸加减。

问难：可否用四逆散疏肝理气？

释难：四逆散中有白芍柔肝，由于其味酸，服用常能刺激胃酸分泌，反而加重嘈杂、中脘灼热的症状，本例不宜使用，但可取其中柴胡疏肝理气，枳实行气通腑。

问难：患者脾胃虚寒，黄芪汤、温脾汤之类可否应用？

释难：本例便秘虽属于气秘，但非气虚便秘，而是由于气机郁滞，腑气不畅，大肠传导失常。因而黄芪汤以益气润肠为用，与本例药证不符；温脾汤治证属冷积便秘，方中附子大辛大热，大黄苦寒，泻下积滞之力太强，不适宜本例辨证为脾胃虚寒的患者。

问难：半夏泻心汤辛开苦降，常用治胃痞，本例可否使用该方？

释难：半夏泻心汤功能和胃降逆，开结除痞，主治寒热互结于心下，胃气不和所致痞满、干呕或呕吐、肠鸣下利，故该方立法为除寒热、复升降、补脾胃，因此方中以黄芩、黄连之苦寒降泄而除其热，干姜、半夏之辛温开结而

蔡淦中医内科教学查房实录

散其寒,参、草、大枣之甘温益气而补其虚。本例虽有脾胃虚寒,但热象不明显,故不必黄连、黄芩悉具,亦无呕吐症状,则不需半夏降逆止呕。

【用药】党参10 g 白术10 g 茯苓15 g 生甘草6 g
干姜3 g 吴茱萸3 g 黄连3 g 砂仁6 g_{后下}
蔻仁6 g_{后下} 木香10 g 浙贝母10 g 路路通15 g
煅瓦楞子60 g 枳实15 g 柴胡10 g 郁金15 g
虎杖15 g

问难:浙贝母属于化痰药,此处有何用意?

释难:浙贝母味苦性寒,开泄力大,主清热散结化痰,《别录》中称其能"疗腹中结实,心下满",临床应用经验表明:该药既开散郁结又抑制胃酸止痛,故将其用于治疗脘腹痞满、胃酸增多等症。

问难:郁金、虎杖用意何在?

释难:郁金、虎杖都具有利胆的作用,虎杖尚可泻下通便,患者因有胆汁反流性胃炎,故以二药配合柴胡以疏肝利胆,而控制反流。

问难:先生在治疗脾胃病时擅用路路通一药,该药作用如何?

释难:《本草纲目拾遗》,"枫果去外刺皮,内圆如蜂窝,即路路通。其性大能通十二经穴"。《中医大词典》,"本药又名枫球子,苦、平,入肝胃经,行气活血,通络利水,治胃痛腹胀,风湿痹痛,手足拘挛,月经不调"。从中医角度分析,西医解剖学的胃、胆、大肠、小肠等器官皆属于"六腑"范畴,表现出"以通为用"的生理特性,一旦受内外邪气侵扰,气、血、痰、湿、食、火邪气滞留,腑气不降,气滞不通,则导致各器官的病变。故治疗脾胃病时用路路通一味以通气机,助运化,尤其对慢性胆囊炎、消化不良属肝郁气滞、湿热壅塞证者,用量一般为15 g,常与四逆散、左金丸、二陈汤、失笑散组合配伍应用,疗效颇佳。

问难:先生缘何常用砂仁、蔻仁这一药对?

释难:二药均为化湿醒脾、行气宽中之要药,其中砂仁香浓气浊,温燥之性较强,蔻仁芳香气清,温燥之性较弱,两药合用,相得益彰,可增强理气化湿和胃醒脾之功。

【疗效】服药7剂后中脘灼热消失,嘈杂也减,大便较前通畅;效不更方,续服28帖,诸症悉除。

嘈
杂

积　证

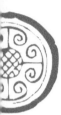

某女,83 岁。

【主诉】中上腹痛 4 个月余,加重并牵及后背半个月。

【现病史】患者 4 个月来中上腹胀痛持续发作,并逐渐加重,牵及后背,来曙光医院就诊,体检发现腹部肿块,疼痛拒按,予查腹部增强 CT 示:胰腺癌。患者年事已高,不欲手术,要求内科保守治疗,收入病房。

刻下:中上腹胀痛,拒按,牵及后背,伴纳差,口干口苦,但欲漱水不欲咽,乏力气短,大便秘结,面色萎黄,消瘦,舌绛苔光,脉弦数。

【既往史】曾有急性胰腺炎反复发作病史。

【诊断】积证。

【辨证】气阴两虚,瘀热内结。

问难:请问先生患者病机如何解释?

释难:患者既往有急性胰腺炎病史,腹痛反复发作,导致脏腑失和,气机阻滞,渐至瘀血内停。故见腹内结块,胀痛拒按,但欲漱水而不欲咽。瘀久化热,耗伤气阴,脾气不运,胃阴失濡,则见纳差,口干口苦,乏力气短,大便秘结,面色萎黄,消瘦等症状,舌绛苔光,脉弦数,亦属典型的阴虚有热表现。

问难:患者气阴两虚,其脏腑定位是否有肾阴亏虚?

释难:患者虽至耄耋之年,肾精早已虚衰,但从其临床表现并无明显腰酸、耳鸣、膝软、潮热、盗汗、小便频数等肾阴亏虚的症状,也未见腹中冷痛、小便清长、腰膝酸冷、手足欠温等肾阳虚衰的症状,所以其阴虚脏腑定位主要在胃阴虚，表现以脾胃受纳、运化失常，肠失濡润为主。

问难：瘀血的典型特点之一是刺痛，患者却表现为胀痛，也未见舌质瘀斑、脉涩等征象，其瘀血病机是否吻合？

释难：积证的特点为腹内结块，固定不移，痛有定处，病属血分，乃为脏病，患者具备上述特征，故符合病属血分的积证范畴，由于腹内积块属有形之邪，即可阻滞气机运行，出现胀痛的特征，所以未必就以刺痛为主；此外，口干、但欲漱水而不欲咽也是瘀血的特征，辨证依据充分，由于并非单纯的瘀血内阻，而合并了其他诸如阴虚、瘀热等病机，因而舌脉未必完全与典型瘀血表现吻合。

【治法】益气养阴，清热化瘀，佐以润肠通腑。

【处方】增液汤合膈下逐瘀汤加减。

问难：患者气阴两虚，可否给予生脉饮益气养阴？

释难：生脉饮组成有人参、麦冬、五味子，患者阴虚重于气虚，应选用太子参益气养阴兼顾，麦冬甘寒养阴清热，也是增液汤药物组成之一，五味子因其味酸收敛，有敛邪之弊，故不宜使用。

问难：患者腹部结块明显，疼痛拒按，能否选用鳖甲煎丸化积软坚消癥？

释难：鳖甲煎丸是《金匮要略》中治疗疟母的名方，原治疟母结于胁下，今亦常用治腹中癥瘕，肝脾肿大。但其方药组成偏于攻邪，诸多行气化瘀、祛湿化痰以及攻逐之品，虽然也有人参、阿胶益气扶正药物，但总体来讲所占比例甚少，故该方偏重攻伐，较适用于体质壮实之人，本例患者年老体衰，不宜使用。

问难：患者纳差、乏力、面色萎黄、消瘦，属脾气亏虚，运化失司表现，是否可加用六君子汤之类健脾益气助运？

释难：患者气阴两虚，胃阴虚重于脾气虚，而且瘀阻化热，更加耗伤阴液，故表现为舌绛苔光，脉数；口干、便秘也是胃阴失濡的表现。因而治疗应以养阴为要，六君子汤虽可健脾益气但终究偏温，患者阴虚严重，不适宜该方。

问难：润肠通腑用哪些方药？

释难：由于患者的大便秘结以胃阴亏虚、肠失濡润为主，兼有年老肾精不足，因而治疗当以养阴润肠为主，兼补益精血。养胃阴常用沙参、麦冬配

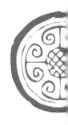

积

证

合增液汤,生首乌、火麻仁、桑葚子补益精血,肉苁蓉温肾润肠,桃杏仁、路路通活血通便皆可应用。

【用药】南沙参 15 g　　北沙参 15 g　　麦冬 15 g　　生地黄 30 g

　　　　玄参 15 g　　　桃仁 10 g　　　杏仁 10 g　　　莪术 15 g

　　　　枳实 15 g　　　八月札 10 g　　肉苁蓉 15 g　　生首乌 30 g

　　　　佛手 10 g　　　当归 10 g　　　太子参 30 g　　火麻仁 15 g

　　　　桑葚子 30 g　　生薏苡仁 15 g　路路通 15 g　　赤芍 15 g

　　　　炒谷芽 30 g　　炒麦芽 30 g　　延胡索 15 g

问难:请问先生内科癌病的中医药治疗目标如何?

释难:恶性肿瘤的中医药治疗目标有二,一是延长寿命,二是提高生活质量。用药应以扶正为主,健脾益气,补肾填精,提高人体自身免疫力;祛邪为辅,运用一些清热解毒、活血化痰、理气散结的中药,现代药理研究有抗肿瘤的功效,如莪术、蛇舌草、生薏苡仁等。以达到患者带瘤生存的目的。

问难:积证的形成多由气滞导致血瘀,从无形渐成有形,可否考虑加用厚朴、木香、香附等行气止痛药物?

释难:患者由于气阴两虚明显,选用理气药应注意避免过于香燥,香燥之品耗气伤阴,故方中仅用佛手、八月札等理气而不伤阴的药物,香橼皮、绿萼梅等亦可应用。

问难:恶性肿瘤的基本病机为正气亏虚,邪毒结聚,先生处方已有颇多扶正药物,为何不用清热解毒药祛除毒邪?

释难:用药应因人而异,患者年事已高,身体状况差,不耐攻伐,且辨证属气阴两虚,再用清热解毒药物恐重伤气阴。故不可从西医思维角度出发,见到癌症患者即考虑运用清热解毒药。《医宗必读·积聚》曾提出本病分阶段治疗的原则,具有指导意义:"初者,病邪初起,正气尚强,邪气尚浅,则任受攻;中者受病渐久,邪气较深,正气较弱,任受且攻且补;末者,病魔经久,邪气侵凌,正气消残,则任受补。"患者病程已属末期,当遵从扶正为主的原则。

问难:患者阴虚明显,可否给予龟板、鳖甲之类血肉有情之品滋补?

释难:患者病情当予以清补而非滋补,龟板、鳖甲之类滋腻,患者已有纳差,运化功能严重受损,虚不受补,过于滋腻反碍胃滞气,因而要选用诸如太子参、玄参、麦冬等清补养阴之品。并配合谷麦芽消食开胃以助运化。

问难：膈下逐瘀汤中尚有诸多活血药：红花、川芎、五灵脂，先生为何都不用？

释难：患者气阴两虚，瘀热内蕴，红花、川芎性皆辛温，有助热伤阴之虞；五灵脂气味较重，难以接受，患者本就纳差，恐不能耐受，因而不用。

【疗效】患者服药后腹胀痛略减，大便较前通畅，仍纳差、口苦、乏力。药已见效，仍需循序渐进，守方加焦山楂、六神曲各 15 g，补充消化酶的不足，续服 14 剂，患者胃纳较增，口苦减轻，腹胀消失，腹痛仍作。由于患者属癌症疼痛，中药止痛效果有限，予配合服用阿片类镇痛药以及上方加减调治，以提高生活质量。

积

证

肺　胀

某男，84 岁。

【主诉】反复咳嗽、咳痰、喘息 10 年余，加重半个月。

【现病史】患者 10 年来反复出现咳嗽、咳痰、痰多、色白，伴有气喘，每于症状加重后到上海市浦东新区周浦医院及曙光医院住院治疗，具体用药不详。2013 年 7 月 8 日于曙光医院查胸部 CT 示符合慢性支气管炎，肺气肿。半月前患者在无明显诱因下咳嗽、咳痰加重，伴气喘、活动后加重，无发热、胸痛及鼻塞流涕。自服强力枇杷露及吸氧治疗未见好转，为求进一步治疗，由门诊拟"慢支急性发作、肺气肿"收治入院。

体格检查：桶状胸，两肺呼吸音粗，散在哮鸣音，心率 80 次/分，律齐。舌质偏红，有裂纹，苔薄黄腻，脉弦滑。

刻下：咳嗽，咳痰量多，色白带黄，动则气喘，喉中痰鸣，怕冷，纳少，夜寐欠安，口干，小便欠畅，下肢肿，大便量少不成形。

【既往史】有冠心病史十余年，曾行 PCI 术，目前每日服用泰嘉 75 mg，拜阿司匹林 100 mg。有前列腺增生病史 3 年余，目前每日服用保列治 5 mg，每晚服用可多华 4 mg 治疗。30 年前有阑尾切除术史。发现肾功能减退多年，目前肌酐 191 mmol/L。

【诊断】肺胀。

【辨证】肺肾两虚，痰热互结。

问难：患者的主诉以咳痰、动则气喘为主，如同《素问・举痛论篇》所述之"劳则喘息汗出"。能否诊断为喘证？

释难：从患者主症及家属对其动则气喘的描述分析，目前诊断似乎较符合喘证，但患者既往有慢性支气管炎反复发作多年，此次发病过程中伴有下肢水肿表现，现代医学检查结果提示有肺气肿表现。中医疾病中对肺胀诊断的描述是以慢性肺系疾患反复发作迁延不愈，导致的肺气胀满、不能敛降的一种病证，与本案患者的情况较为符合，故诊断为肺胀更加准确。

问难：肺胀一病常表现为张口抬肩、口唇发绀，患者并无上述症状，先生为何还认为应该诊断为肺胀？

释难：患者目前尚属肺胀的早期阶段，仅表现为喘咳痰多，胸部膨满，肢体轻度水肿，还未发展到张口抬肩、口唇发绀的危重地步。如反复频繁发作，则进一步可发展到喘脱危候，而见上述表现。

问难：患者既往有冠心病 PCI 手术史，辨证是否考虑有血瘀的因素，肺胀亦有痰瘀互结的证型，本例辨证是否可考虑痰瘀互结？

释难：患者冠心病有血瘀因素，通过西医治疗手段已予以改善，目前从症状体征上舌质偏红，无明显瘀点瘀斑，症状亦无瘀血存在的刺痛、肌肤甲错、口唇发绀等表现，肺胀之痰瘀互结证多见于疾病后期，而本例尚属早期阶段。还未到痰瘀互结的地步。

【治法】补肾益肺，清热化痰。

【处方】桑白皮汤合苏子降气汤。

问难：患者病机中有痰热互结，症见咳嗽咳痰，动则气喘，可否使用清金化痰汤合定喘汤治疗？

释难：清金化痰汤，定喘汤方证为风寒外束，痰热内蕴所致。由于素有痰热，复感风寒，肺气壅闭，肺失宣降，故哮喘咳嗽，痰多气急，痰稠而黄，苔黄腻，脉滑数。

【用药】桑白皮 15 g　　半夏 9 g　　　苏子 15 g　　　杏仁 9 g
　　　　浙贝母 9 g　　黄芩 9 g　　　黄连 3 g　　　　生山栀 9 g
　　　　肉桂 3 g　　　桃仁 9 g　　　当归 9 g　　　　厚朴 9 g
　　　　桔梗 6 g

问难：请先生分析本例的用药特点。

释难：本案辨证属虚实夹杂，上实下虚，实证为痰热蕴肺，虚证属肺肾两虚，肺气不降，肾不纳气。故用桑白皮汤泻肺热，苏子降气汤针对上实下虚的情况敛肺益肾。患者如果喘息明显，可加用参蛤散；属肾不纳气者用沉

肺

胀

香,如下肢水肿明显可加车前子化痰利尿,仿济生肾气丸方义。肺胀缓解期也可适当考虑用党参、黄芪健脾益气,培土生金。

【疗效】患者服中药 5 剂并且配合西药抗炎、化痰、利尿治疗后,痰量减少,喘促消失,小便量增,水肿消退。继续予原方 7 剂出院带回。

腹 胀 满

某女,83岁。

【主诉】脐部左侧胀闷10年,加重1周。

【现病史】患者10年前在无明显诱因下自觉脐部左侧胀闷,伴有嗳气,进食后加重,平卧数小时后好转。无排尿和排气异常。纳可,大便量少不畅每日1次,服用杜密克、芦荟等通便药。10年来脐部左侧胀闷反复发作,曾多次就诊并查肠镜3次,报告未见,具体情况不详,服中药治疗亦无好转。患者曾自服野山参后不适加重。1周前脐腹胀闷症状加重,至曙光医院门诊查CT示:下腹部结肠郁积;脐部高密度影,请结合临床;附见骶2水平椎管低密度影,建议MRI检查;双肾囊肿。为求进一步治疗,收治入院。

体格检查:腹部平、软,脐腹左侧质韧,轻度按压伴有酸胀感。

刻下:脐部左侧胀闷,纳少,食后嗳气,寐安,小便调,大便每日1次,量少不畅。平素怕冷。舌苔薄黄,有裂纹,脉弦。

【既往史】有贫血史40年,具体不详,有胃下垂病史。

辅助检查:2017年4月8日肠系膜动脉CTA示肠系膜上动脉与腹腔干共干自腹主动脉发出,考虑发育异常,开口处斑片状钙化斑块形成;肠系膜上动脉近段管腔轻度狭窄;腹主动脉多发动脉钙化狭窄。

【诊断】腹胀满病。

【辨证】太阴亏虚,厥阴失于疏泄,阳明腑气不利。

问难:患者症状表现为腹胀,并且伴有纳少、食后嗳气的表现,能否诊断为胃痞?

腹
胀
满

释难：该患者虽以局部胀满感觉为主，但部位不在心窝以下，即不在胃脘部，所以不是胃痞。

问难：积聚中聚证的表现可有腹中攻窜胀痛、脘胁之间时或不适，且聚证可因气之聚散而反复发作，本案可否诊断为聚证？

释难：积聚一病是腹内结块，或胀或痛，无论积证或聚证多有局部隆起的表现，聚虽无形，时聚时散，部位常不固定，该患者既无腹部隆起，腹胀部位亦固定不变，故非聚证。

问难：患者脐腹处不适，按诊时表现为酸胀感，诊断是否为腹痛？

释难：腹痛一病首先要有腹部发生疼痛的症状，患者主观上无疼痛之感，按压后仅为酸胀表现，也非疼痛，故不能诊断为腹痛。本案中患者发病以脐腹部胀闷为主，故当属腹胀满病。

【治法】健脾疏肝，通利阳明。

【处方】四逆散加减。

问难：辨证是否即为肝郁脾虚？

释难：脾属太阴，肝为厥阴，肝木乘侮，疏泄不利，脾气亏虚，运化无力，则阳明腑气推动不利，表现为腹胀便秘。

问难：治法是否为疏肝健脾？

释难：基本正确，法当疏泄厥阴，亦为疏肝；同时加强健脾，并通利阳明。

【用药】北沙参 15 g　　生白术 45 g　　柴胡 9 g　　枳实 12 g

　　　　生白芍 15 g　　生甘草 6 g　　木香 6 g　　大腹皮 15 g

　　　　路路通 18 g　　火麻仁 30 g　　桃仁 9 g　　厚朴 9 g

　　　　连翘 12 g　　　浓煎 1 剂

问难：愿闻老师处方深意。

释难：处方以四逆散为主，柴胡、白芍、枳实、甘草四药共用，可透邪解郁，疏肝理脾。重用白术健脾；予麻子仁丸去大黄，即火麻仁、芍药、枳实、厚朴四药，以润导之法通利阳明。另予桃仁加强润肠通便之功；木香，大腹皮调畅气机；路路通归肝经，可通络；连翘清热；北沙参养阴生津以防耗伤阴血之弊。

问难：此处使用四逆散有何妙意？

释难：本病机与气机不畅、阳气郁遏有关，使用四逆散可疏畅气机，透达郁阳。总之,气机的调畅为此类病案的关键。

问难:该患者发病部位与肝有何联系?

释难:本案腹部定位于少腹,少腹为肝经循行之处。

问难:患者曾自服野山参后不适加重,对最终辨证有何帮助?

释难:服用山参后不适加重,加之苔薄黄,辨证以实为主,不适宜补虚。

【疗效】患者服用1剂后腹胀减轻,嗳气减少,大便较前略通畅。原药继服3剂,出院后门诊继续调治。

腹
胀
满